엉덩이가 달라지면 살이 쭉쭉 빠진다

엉덩이 리-셋 다이어트

엉덩이가 달라지면 살이 쭉쭉 빠진다

엉덩이 리-셋 다이어트

나카무라 나오코 지음

최정주 옮김

비타북스

예전의 나는
몸도 마음도 엉망이었다

엉덩이 리셋 다이어트로 12kg 감량!

지금은 〈나오코 바디 웍스〉의 대표로 일하며 몸매 관리 지도를 통해 여성들의 고민을 해결하고 있지만, 예전에는 지금보다 12kg이 더 나갔다. 10대 때부터 근육이 부족했고, O자 다리였다. 발 모양에 맞지 않는 신발을 신은 탓에 엄지발가락이 새끼발가락 쪽으로 기울어져 통증을 유발하는 질환인 무지외반증까지 있었다. 불규칙한 일 때문에 자율 신경계에 문제가 있었고, 출산 후 골반이 뒤틀려 온몸이 저리고 아팠다. 몸에 이상이 생기자 정신적으로도 불안해져 엄청난 고통에 시달렸다.

운동을 하면 일시적으로 목 결림과 요통이 나아졌지만 곧 악화되기 일쑤였다. 나는 평생 원하는 몸은 가질 수 없을 거라고 낙담했다. O자 다리와 무지외반증, 요통을 치료하기 위해 접골원에도 다녔지만, 근본적인 원인인 나쁜 생활 습관과 무의식중에 나오는 버릇은 그대로였기 때문에 원하는 결과를 얻을 수 없었다.

어머니의 죽음을 계기로 나 자신을 되돌아보고, 나만의 운동법을 만들다

변해야겠다고 생각한 것은 아이를 낳은 뒤였다. 암 투병과 항암제 부작용 때문에 고생하면서도 결혼식에 참석해준 어머니가 5년간의 투병 생활 끝에 떠나셨다. 나는 우울함과 상실감에 휩싸였고, 몸도 점점 엉망이 됐다. 그나마 하루가 다르게 자라는 아이를 보며 마음의 위안을 얻고 용기를 되찾았다. 아이를 위해 살아야겠다는 마음이 강하게 일었고, 그게 나 자신을 근본부터 되돌아보는 계기가 되었다.

요가의 사상에 공감하며 안식을 얻었고, 몸도 스스로 고치고 싶다는 생각이 들어 요가 강사 양성 스쿨에 다녔다. 1년 정도 지나자 몸과 마음이 모두 변했다는 것을 실감했고, 그러면서 조금씩 어머니의 빈자리를 받아들일 수 있게 되었다. 그리고 나와 같은 고민을 가진 여성들을 돕고 싶다는 생각에 졸업한 후 바로 요가 교실을 열었다.

요가 교실에서 수많은 여성과의 만남을 통해 요가는 아무리 몸이 유연해도 근력이 없으면 기대한 만큼 효과를 얻을 수 없다는 사실을 알게 되었다. 나는 곧 근력을 키워주는 체간 트레이닝의 필요성을 깨닫고 필라테스 양성 스쿨에 다니기 시작했다. 체형 교정과 오일 마사지를 배워 나만의 운동법을 만들었다. 지방 연소 효과가 높은 에어로빅과 복싱, 발레 등을 기초로 한 유산소 운동을 도입해 내 몸으로 직접 해보며 수정을 거듭했고, 그 결과 즐겁게 운동하면서도 짧은 기간에 높은 효과를 얻을 수 있는 '엉덩이 리셋 다이어트'를 완성하게 됐다.

Before

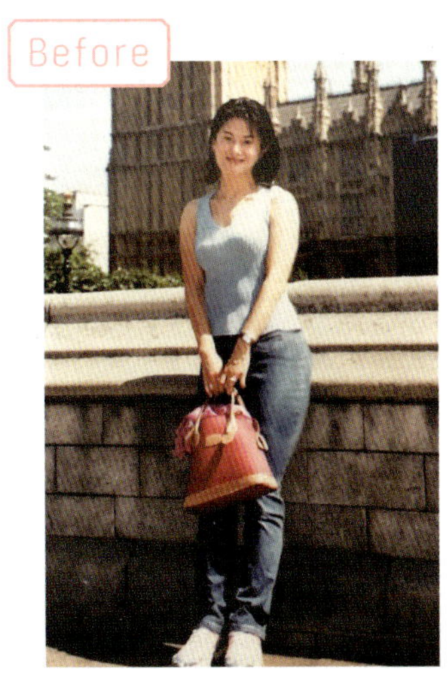

62kg으로
살이 많이 쪘던 24세 때의 모습.

After

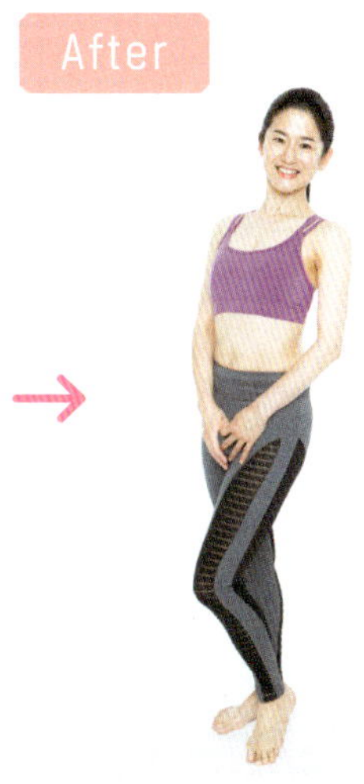

50kg인 현재.
몸과 마음 모두 최고의 상태.

Contents

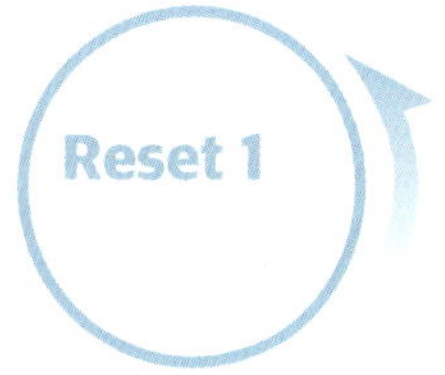

당신의 몸매를 좌우하는 건 '엉덩이'다

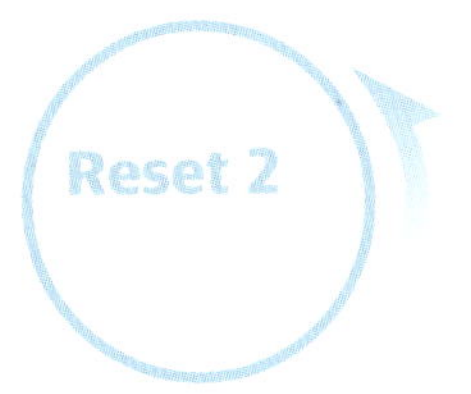

엉덩이 리셋 다이어트 4주 프로그램

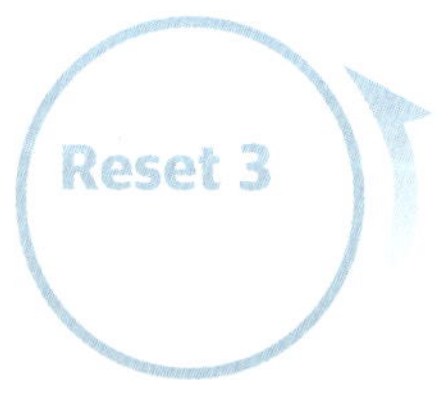

엉덩이 리셋 다이어트로 마음의 안정을 되찾자

Reset 4

24시간 생활 속 다이어트

이 책의 100% 활용법

★ 동작 횟수, 호흡
호흡, 동작 횟수를 신경 써서 운동하자.
★ POINT
운동할 때 주의해야 할 점으로, 숙지한 후 운동하면 효과가 향상되므로 꼭 체크하자.
1
엉덩이를 조이며 균형을 잡아 잘록한 허리 만들기
엉덩이를 조이며 누워서 균형을 잡는 운동으로 복근을 유지하는 힘과 균형감이 필요하다. 허리를 잘록하게 만들고 뱃살을 빼는 데 효과가 탁월하다.
POINT
허리가 휘거나 다리가 뒤쪽으로 올라가지 않게 주의한다.
천천히 호흡
3~5회
이 부위를 강화
옆으로 누워 손발을 일직선으로 뻗고, 골반이 바닥과 수직이 되게 한다. 양발을 가지런히 모아서 바닥에서 띄우고 엉덩이를 꽉 조인 상태에서 배의 힘으로 자세를 유지하며 호흡한다.
94

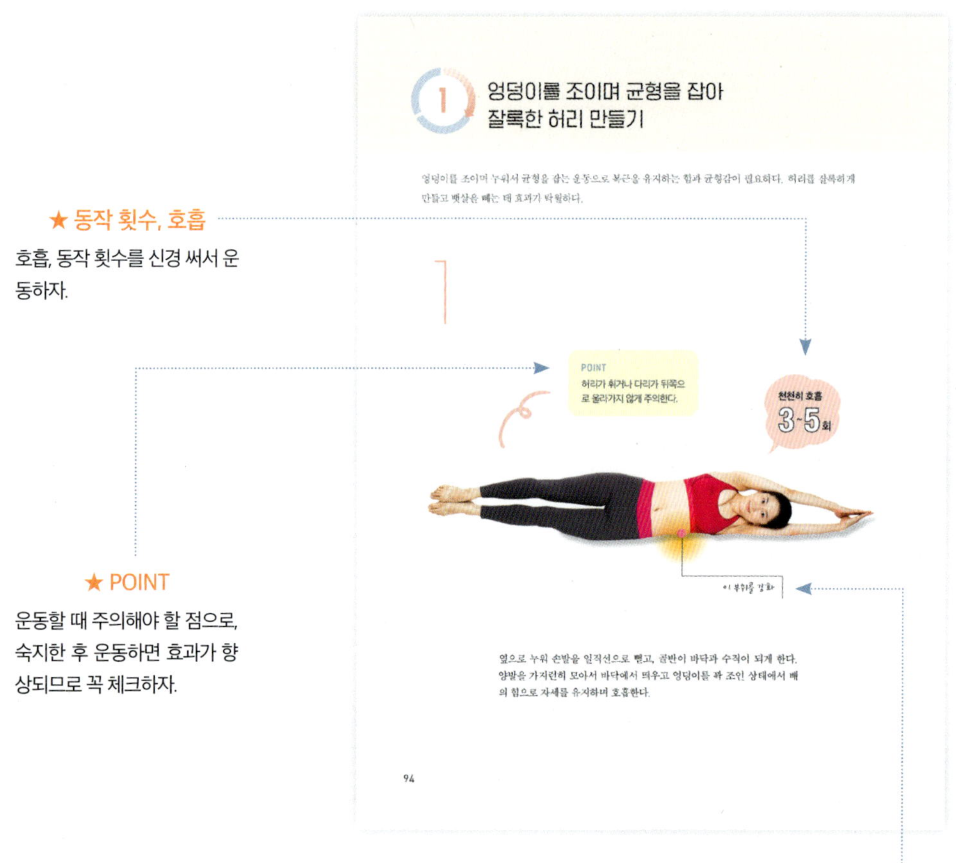

★ 이 부위를 강화

어느 부위의 근육이 단련되는지 의식하면서 운동하면 자세가 흐트러지는 걸 예방하고, 운동 효과도 더 좋다.

★ 엉덩이 아이콘

나의 엉덩이 유형을 진단한 후 해당 아이콘이 표시된 운동을 중점적으로 하면 더 빠르게 효과를 볼 수 있다. 어떤 운동을 하면 좋을지 고민된다면 아이콘 표시가 있는 운동부터 시작하자.

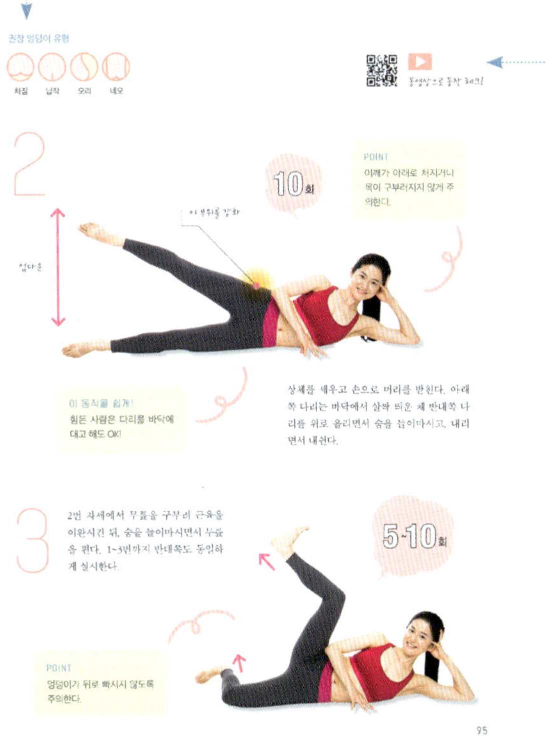

★ QR코드

QR코드를 휴대폰으로 찍어 접속하면 시범 동영상을 보며 동작을 체크할 수 있다. 올바른 동작으로 운동하면 효과가 좋아진다.

- 동영상 및 동영상 게재 페이지는 예고 없이 변경 또는 중단될 수 있습니다.
- 휴대폰 기종에 따라 동영상을 재생할 수 없는 경우가 있습니다.

실패 없는 다이어트 TIP

자신의 엉덩이는 직접 볼 수 없어 현재 상태를 파악하는 것이 매우 어렵다. 그럴 때는 휴대폰으로 셀카를 찍으면 좋다. 오른쪽 그림처럼 집에 있는 거울에 엉덩이를 비추어 셀카를 찍어보자. '엉덩이 리셋 다이어트'를 시작하기 전과 4주가 지난 뒤의 모습을 사진으로 찍어 자신의 Before & After를 비교하자. 몸의 변화를 객관적으로 관찰하면 실패 없는 다이어트를 할 수 있다.

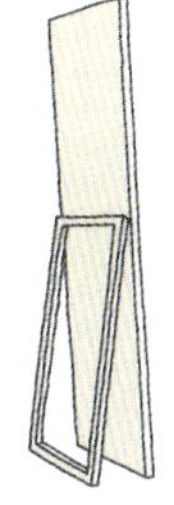

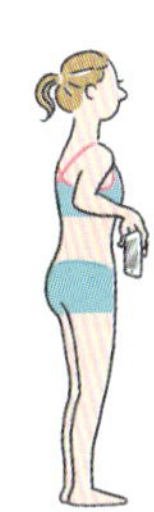

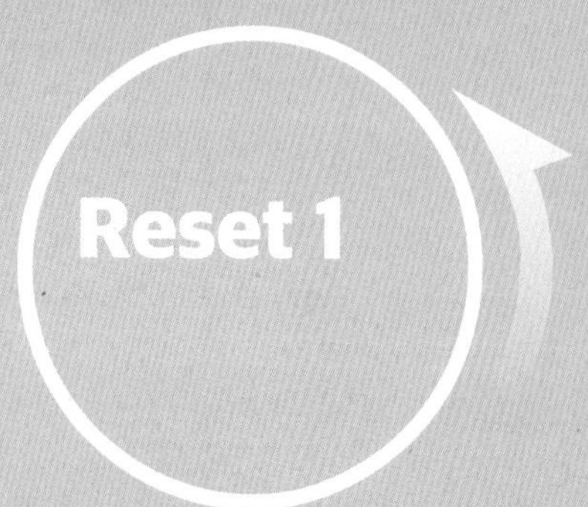
Reset 1

당신의 몸매를 좌우하는 건 '엉덩이'다

엉덩이는 몸의 토대가 되는 중요한 부분!

다이어트의 실패 원인은 엉덩이 때문이다

엉덩이는 상반신과 하반신을 이어주고, 몸의 중심이 되는 중요한 부분이다. 따라서 골반이 틀어져 있거나 엉덩이가 불균형하면 몸 전체에 불필요한 부하가 걸려 살이 찌고 몸에 각종 이상 증상이 생길 수 있다.

몸을 집에 비유하면 엉덩이는 토대, 척추는 기둥, 목은 지붕으로 볼 수 있는데, 각 부분이 서로 영향을 미치며 몸을 받쳐준다. 예를 들어, 체중이 50kg인 여성의 경우, 두개골의 무게는 5kg 정도로 체중의 약 10%를 차지한다. 그 무게를 지탱하는 것도 몸의 토대인 엉덩이가 하는데, 엉덩이가 안정되지 않고 흔들리거나 비뚤어져 있으면 기둥인 척추와 지붕에 해당하는 목도 불안정하고 흔들리게 된다. 그러면 몸은 불안정한 상체를 안정시키려고 몸 전체에 군살을 붙인다. 식이 요법에 신경 쓰고 운동을 열심히 하는데도 좀처럼 살이 빠지지 않는다면 엉덩이에 주목하자.

평범한 다이어트

"살이 안 빠지네…,"

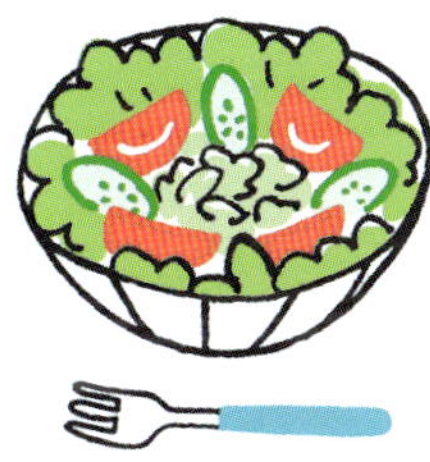

식이 요법

칼로리를 계산하며 먹는 데도 체중이 줄지 않는다.

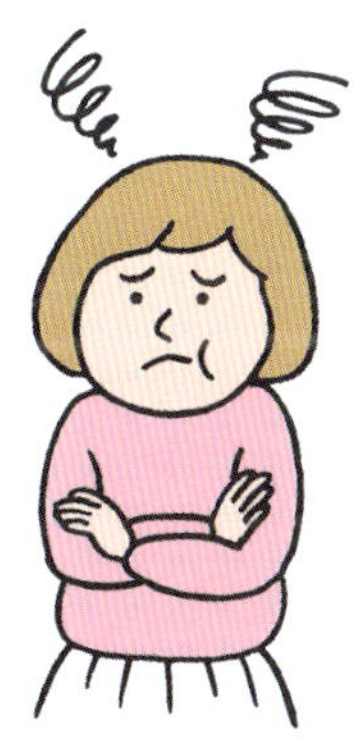

운동

살은 안 빠지고 오히려 근육이 붙는다.

엉덩이 리셋 다이어트

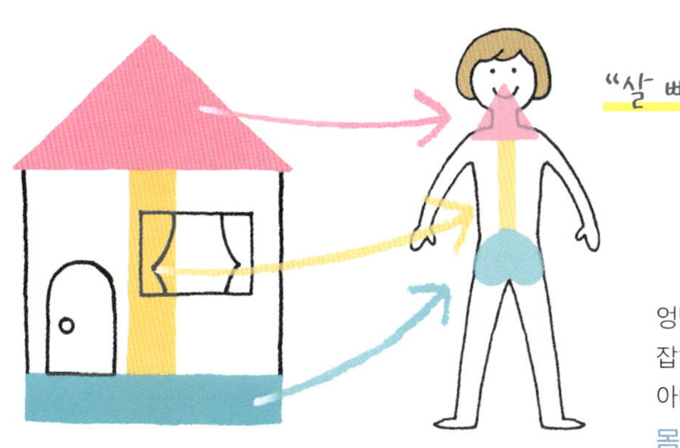

"살 빠졌다!"

몸을 집에 비유하면 목이 지붕, 척추가 기둥,
토대는 바로 엉덩이.
엉덩이가 안정되면 몸이 비뚤어지지 않는다.

엉덩이가 달라지면 몸에 균형이 잡히고 내장 상태가 좋아질 뿐 아니라, 정신적으로도 안정된다.
몸과 마음 모두 최고의 상태가 된다!

엉덩이에 주목하면 살이 쭉쭉 빠진다

엉덩이는 몸의 토대가 되는 부분이므로 다이어트에 성공하려면 반드시 엉덩이를 단련해야 한다. 엉덩이 단련으로 살이 빠지는 이유는 여러 가지가 있다.

첫 번째로 엉덩이 근육에 있다. 엉덩이 근육은 크게 3가지로 나뉘는데, 대둔근, 중둔근, 소둔근이다. 엉덩이에 있는 대둔근(大臀筋)은 몸에서 가장 큰 근육 중 하나다. 근육이 많이 있는 부위를 단련하면 몸은 다른 부위의 근육을 구축하는 환경을 만든다. 그러면 적은 운동량으로도 근육량이 크게 늘어나고, 근육량이 늘면 기초대사량이 높아져서 칼로리 소모가 잘 되는 몸으로 변한다. 즉 적게 운동해도 칼로리 소모가 잘 되고, 일상생활에서의 활동량 정도로도 칼로리 소모 효과를 보게 된다. 이로 인해 살이 저절로 빠지는 몸으로 바뀌는 것이다.

두 번째는 몸 전체에 균형이 생기기 때문이다. 엉덩이 근육은 몸 전체의 근육을 잡아주는 중심부 근육으로 신체의 균형감각에 결정적인 역할을 한다. 골반이 비틀어져 있으면 운동을 아무리 열심히 해도 골반 주변의 근육이 강화되기 어려워 엉덩이 근육도 단련되기 힘들다. 골반 주변의 근육이 약하면 허리나 목, 어깨에 통증이 나타나고, 심하면 척추 질환이 오기도 한다. 골반의 비틀림을 바로잡고 엉덩이 근육을 강화시키면 몸의 중심이 잡히고, 어깨, 허리, 목 등의 움직임이 원활해지고 안정된다. 그러면 자연스레 작은 움직임에도 많은 칼로리가 소모되어 살이 쉽게 빠진다.

이처럼 엉덩이를 바로잡는 '엉덩이 리셋 다이어트'야말로 원하는 몸을 갖기 위한 가장 빠른 지름길이다.

엉덩이 근육

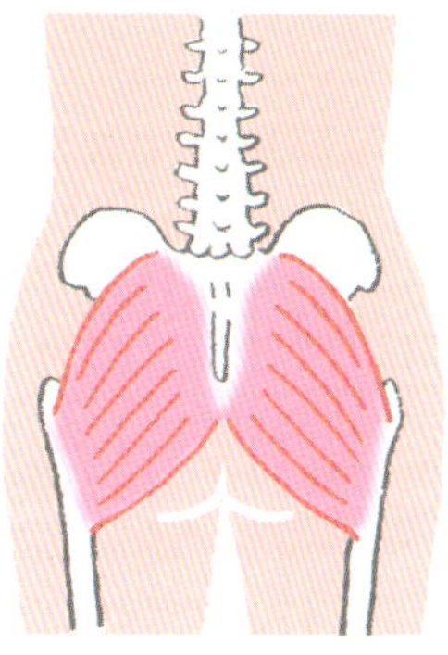

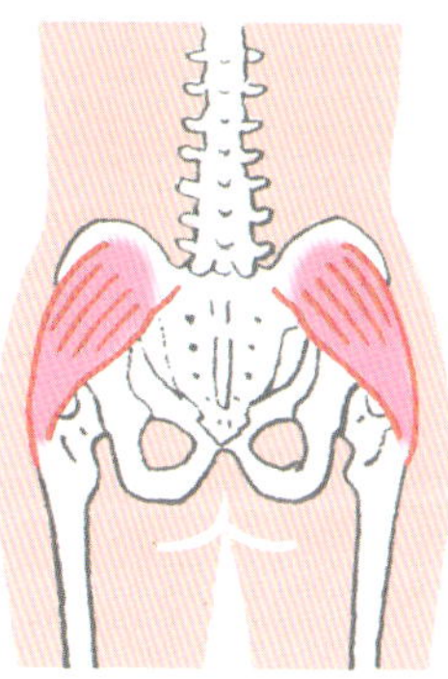

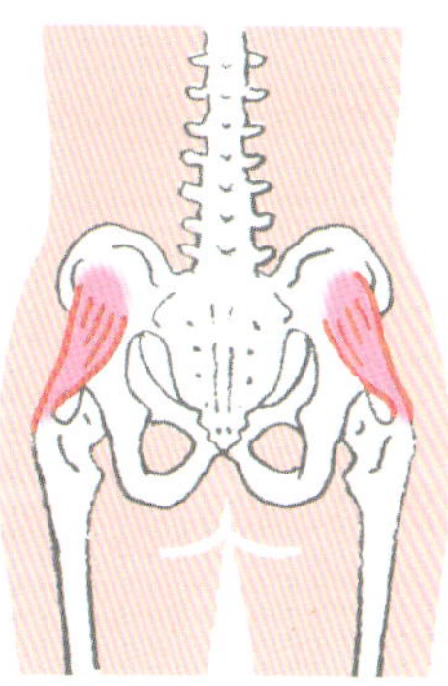

대둔근

엉덩이에 있는 큰 근육으로 엉덩이를 봉긋하게 만든다.

중둔근

고관절 바깥쪽에 있는 근육으로 다리를 올리고 내리는 움직임과 깊은 관련이 있다.

소둔근

허벅지와 연결된 근육으로 중둔근과 대둔근 아래층에 있는 속근육이다.

골반을 지탱하는 엉덩이 근육

골반 주변의 근육을 단련하면 몸이 흔들리지 않고 균형이 잡힌다.

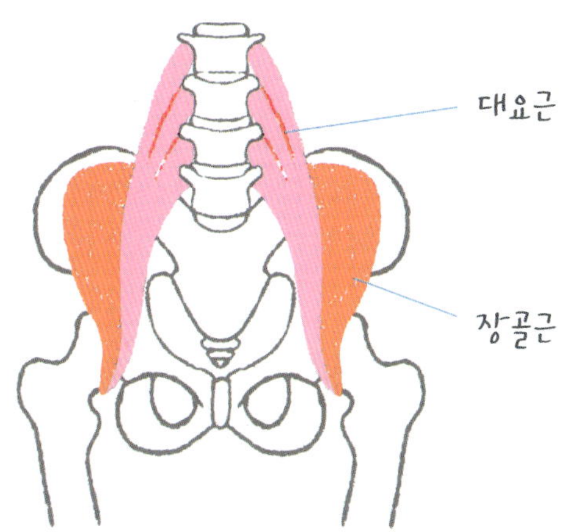

엉덩이가 달라지면
어떤 변화가 찾아올까?

1 균형 잡힌 예쁜 몸으로 바뀐다

골반의 비틀림을 개선하면 몸 전체에 균형이 잡히고, 엉덩이 근육을 키우면 지방이 잘 연소되어 예쁜 몸으로 거듭난다.

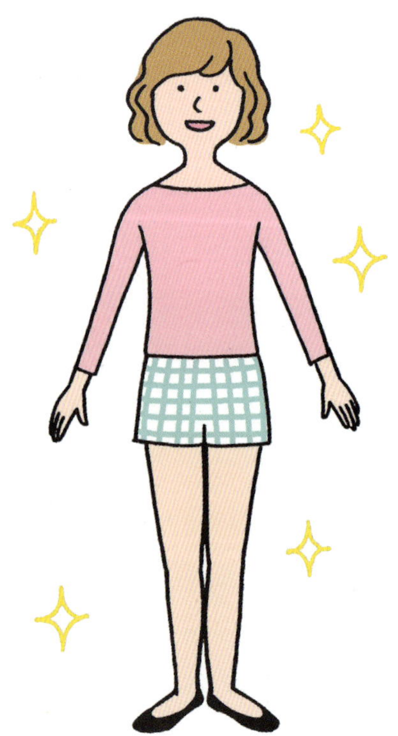

2 소화 기관의 움직임이 활발해진다

골반의 위치가 바르게 되고 엉덩이 근육을 중심으로 한 토대의 힘이 강화되면 밑으로 처진 내장의 위치가 바로잡혀 소화 기관의 움직임이 활발해진다.

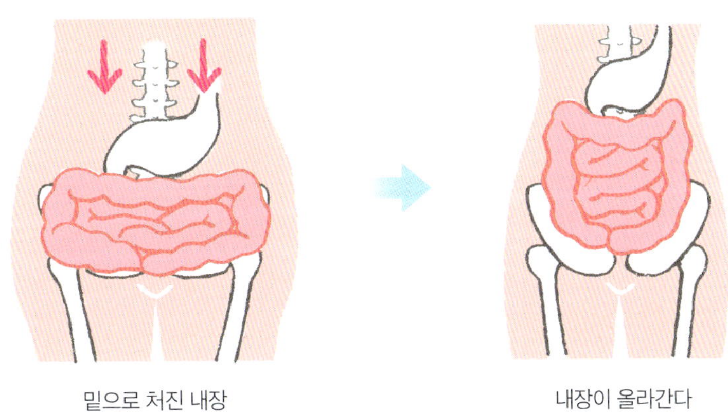

밑으로 처진 내장 내장이 올라간다

3 생리 전 초조함이 없어지고 심리적으로 안정된다

엉덩이 안쪽 골반에는 생식기가 있다. 엉덩이를 단련하면 여성의 몸을 컨트롤하는 호르몬인 에스트로겐(난포 호르몬)과 프로게스테론(황체 호르몬)의 균형이 이루어져 여성 특유의 고민과 만성 질환이 개선된다.

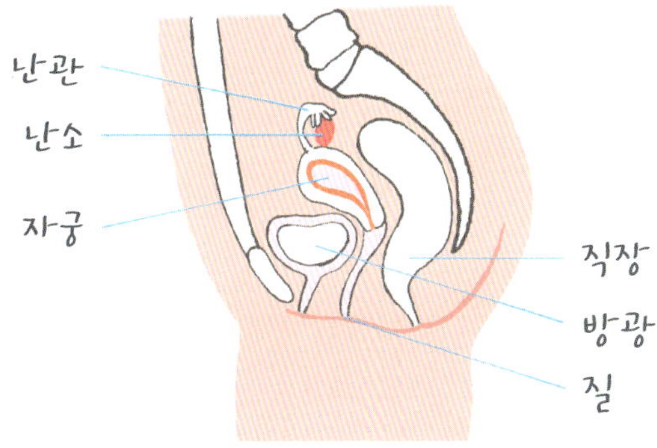

엉덩이 리셋 다이어트의 4가지 특징

1 효과적으로 살을 뺄 수 있다

몸의 근육 중 가장 큰 근육이 허벅지의 대퇴사두근(大腿四頭筋)이고, 두 번째가 엉덩이의 대둔근이다. 엉덩이의 큰 근육을 단련하면 등과 허벅지 근육이 함께 움직여 단련되므로 지방이 더 잘 연소되어 효과적으로 살을 뺄 수 있다. 그리고 몸의 근육량을 늘리면 기초대사량이 늘어난다. 기초대사로 하루 소비 칼로리의 60~70%를 소비하므로 기초대사량을 늘리면 살이 잘 빠지는 몸으로 바뀐다.

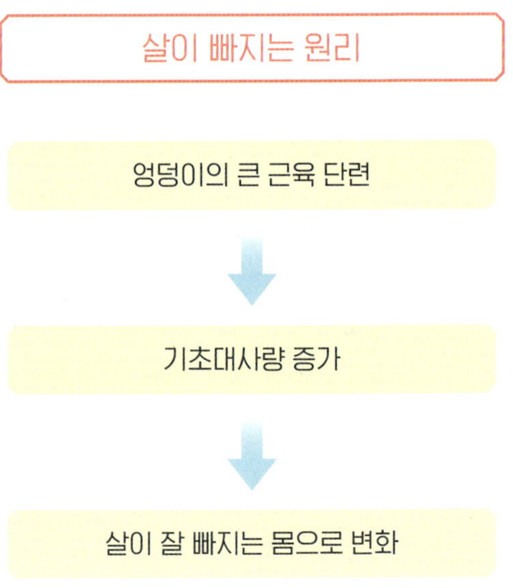

2 10분만 투자하면 된다

운동은 일주일에 한두 번 힘들게 하는 것보다 매일 10분이라도 쉬운 운동을 꾸준이 하는 게 좋다. 그래야 근육이 움직임을 기억해 더 잘 성장하기 때문이다. '엉덩이 리셋 다이어트'는 꾸준히 하기 쉬운 동작들이다. 이 책에서 소개하는 '엉덩이 리셋 4주 프로그램'은 단 3가지 운동으로 구성되어 하루 10분만 투자하면 된다. 하루에 해야 할 3가지 운동도 한 운동당 걸리는 시간이 2~3분 정도라서 집안일을 하면서 틈틈이 하거나, 아침에 일어나서 바로 할 수 있다.

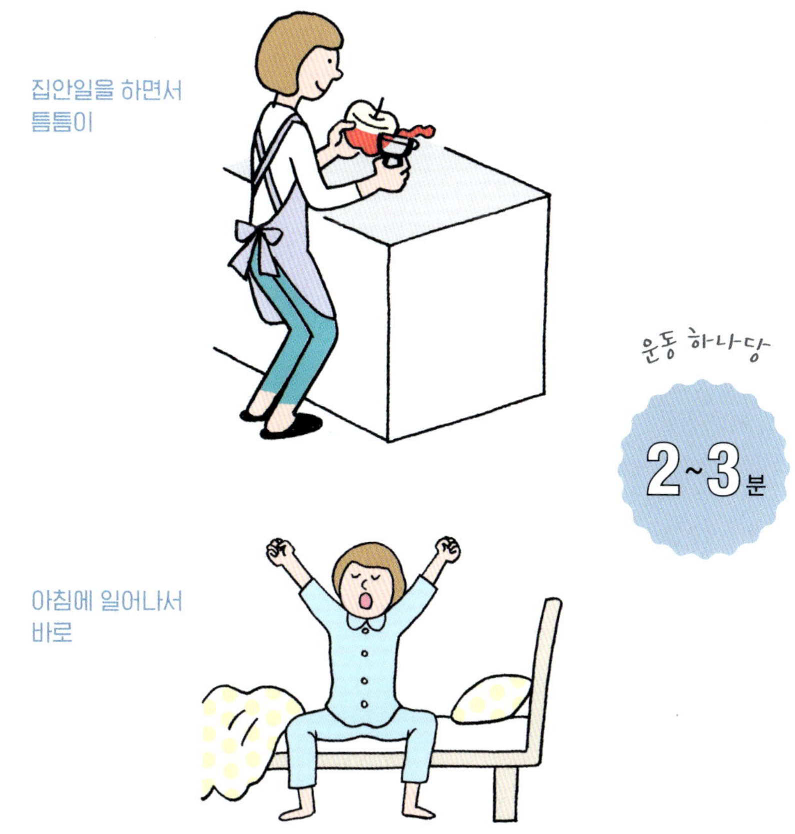

3 몸의 이상 증상이 개선된다

현대인은 휴대폰과 컴퓨터 사용으로 대부분 앞으로 기울어진 자세로 생활하기 때문에 몸이 틀어지기 쉽다. 목 결림과 요통 등의 만성 통증, 냉증과 같은 증상은 비틀린 몸 때문에 발생하는 경우가 많다. '엉덩이 리셋 다이어트'를 통해 등, 허벅지 뒤쪽 근육과 하체 근육을 키워서 비뚤어진 몸을 교정하면 몸의 이상 증상이 개선된다. 자세가 달라지면 내장도 제자리를 찾아가 내장 기능이 활발해지고 면역력과 관련이 깊은 소화 기능도 향상되어 온몸이 건강해진다.

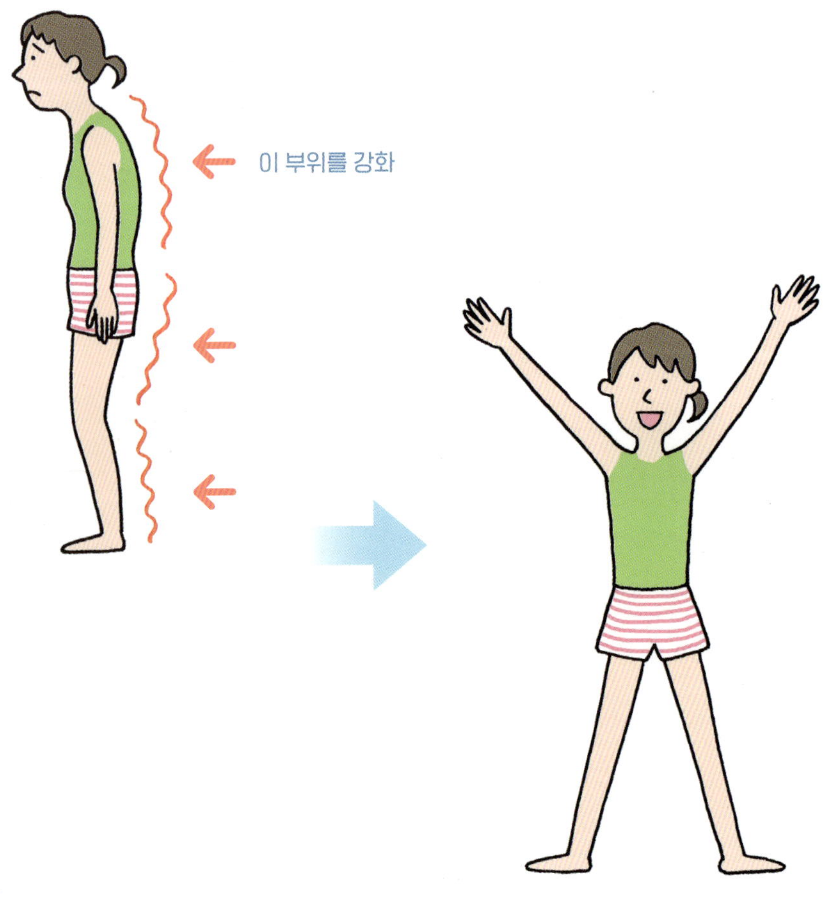

4 마음이 안정된다

‘엉덩이 리셋 다이어트’를 하면 엉덩이 안쪽에 위치한 생식기의 혈류가 좋아지고 아래로 처진 내장이 원래 위치로 돌아가 내장 전체의 기능이 좋아진다. 그러면 내장에서 만들어지는 혈액을 잘 순환하도록 컨트롤하는 부교감 신경의 작용도 활발해져 자율 신경과 호르몬이 균형을 되찾는다. 자율 신경과 호르몬의 균형이 맞으면 마음이 안정되므로, 생리 전 초조함과 감정 변화가 완화되어 안정감을 느낄 수 있다.

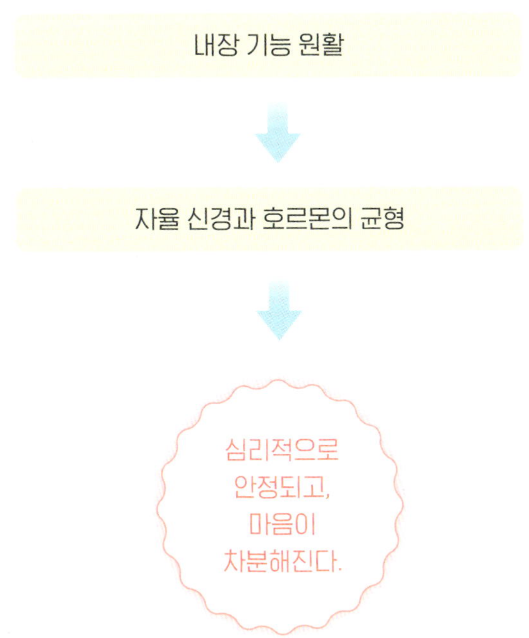

체험자
Before & After

엉덩이 유형별 사례

체험담

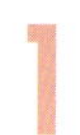

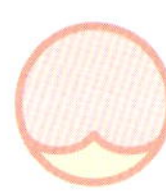

처진 엉덩이 유형

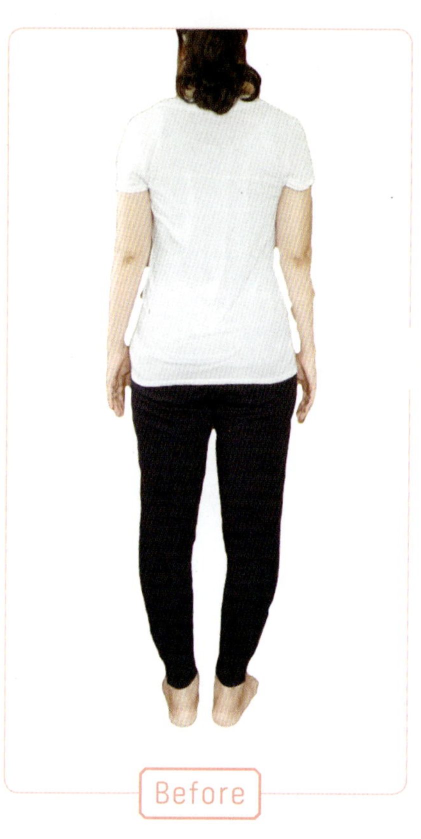

여성 A (37세)

허리	▶ 73 cm
골반 둘레	▶ 103.5 cm
체중	▶ 60.5 kg

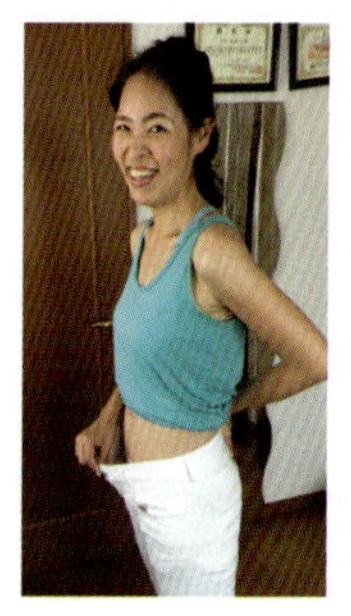

A의 소감

두 번의 출산 후 엉덩이와 허벅지의 경계가 사라지고, 허벅지 옆에 살이 붙어서 고민이었다. 무리하지 않는 범위 내에서 '엉덩이 리셋 다이어트'를 계속하다 보니 근육이 생겨 힙업에 성공했고, 출산 전보다 몸매가 더 좋아졌다.

꽉 끼던 바지가 헐렁헐렁해졌다!

〈나오코 바디 웍스〉에서 8,000여 명을 다이어트 성공으로 이끈 '엉덩이 리셋 다이어트'.
엉덩이의 유형을 4가지로 나누어 각각의 다이어트 성공 사례를 살펴보자.

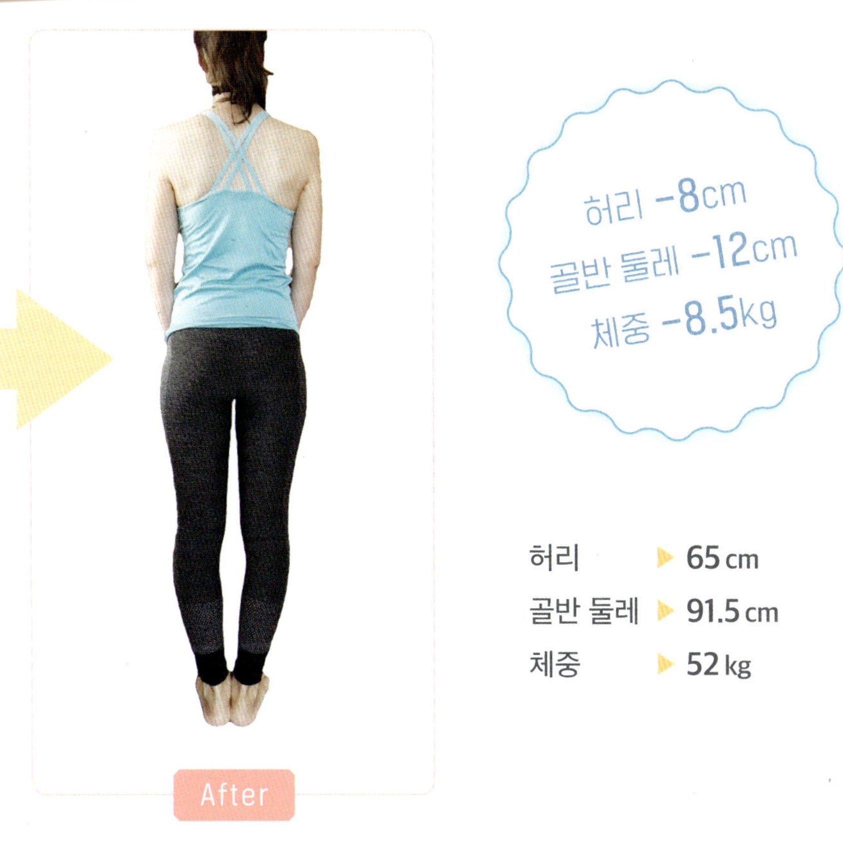

허리	65 cm
골반 둘레	91.5 cm
체중	52 kg

왜 살이 빠진 걸까?

나오코의 메시지

A씨를 처음 만났을 때는 엉덩이에 힘이 없어서 허벅지 힘으로만 다리를 들어 올리며 걷는 탓에 어깨에 힘이 들어가고 몸 전체의 중심이 좌우로 흔들렸다. 몸에 밴 습관 때문에 허벅지 옆에 살이 찌고 엉덩이가 처져 있어서 의식적으로 엉덩이에 힘을 주어 다리를 들어 올리도록 지도했다. 동시에 '엉덩이 리셋 다이어트'를 꾸준히 해서 골반 둘레가 12cm나 줄고, 몸 전체에 균형이 잡혔다. 옆에서 보면 어깨와 귀 라인이 일직선으로 내려오는 바른 자세가 되었고, 턱 밑 살도 줄어 얼굴이 작아졌다.

체험담

2

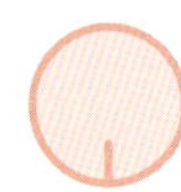

납작 엉덩이 유형

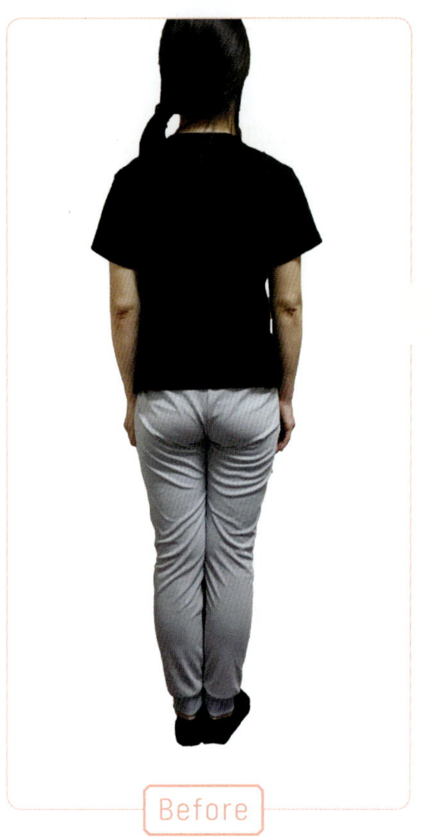

Before

여성 B (36세)

허리	▶ 72 cm
골반 둘레	▶ 95 cm
체중	▶ 58 kg
체지방률	▶ 29 %

Before → After

B의 소감

등에 특화된 운동을 중점적으로 하고 자투리 시간에 스쿼트를 계속하자 납작하고 편평했던 엉덩이가 위로 쑥 올라가 봉긋해졌다. 결혼식 때 입을 드레스를 입어보러 갈 때마다 뒷모습이 달라져서 기뻤다.

뒤태가 아주 예뻐졌다!

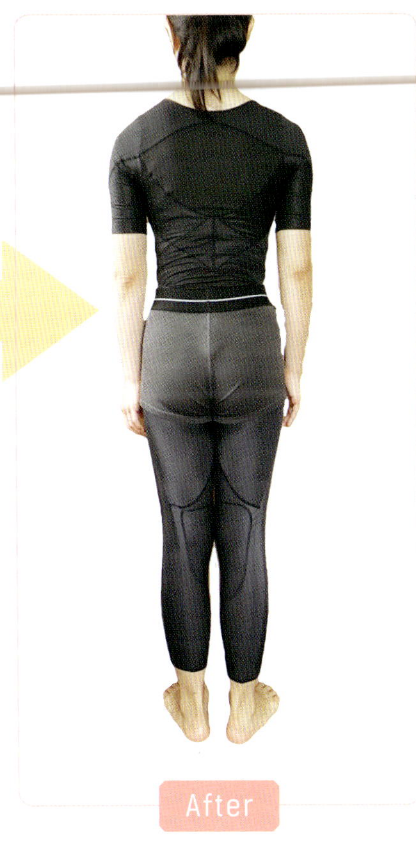

허리 -8cm
골반 둘레 -7cm
체중 -5kg
체지방률 -11.6%

허리	64 cm
골반 둘레	88 cm
체중	53 kg
체지방률	17.4 %

왜 살이 빠진 걸까?

나오코의 메시지

엉덩이가 납작한 사람은 겉근육을 많이 사용해 볼륨업 해야 한다. B씨는 언뜻 보기에 말라 보였지만 등에 살이 많고 근육이 뭉쳐 있었기 때문에, 등 근육을 단련하여 근육의 가동 범위를 넓혀주면서 엉덩이를 만들어나갔다. 몸매 관리를 할 때는 있는 살을 없애는 것보다 없는 살을 늘리는 게 더 어려운데, 등과 엉덩이를 함께 관리하는 '엉덩이 리셋 다이어트'를 지속한 결과 납작했던 엉덩이는 봉긋해지고, 체지방률은 약 12%나 줄었다.

체험담
3

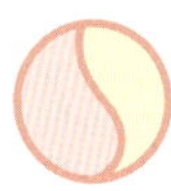

오리 엉덩이 유형

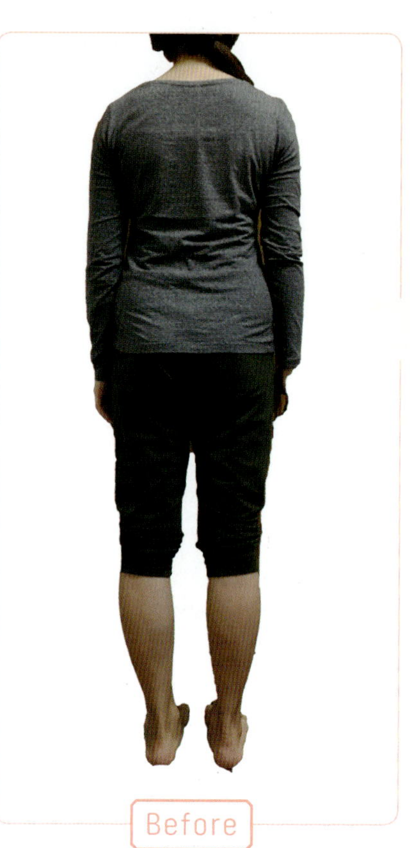

여성 C (31세)

허리 ▶ 72 cm
골반 둘레 ▶ 97 cm
체중 ▶ 62.4 kg

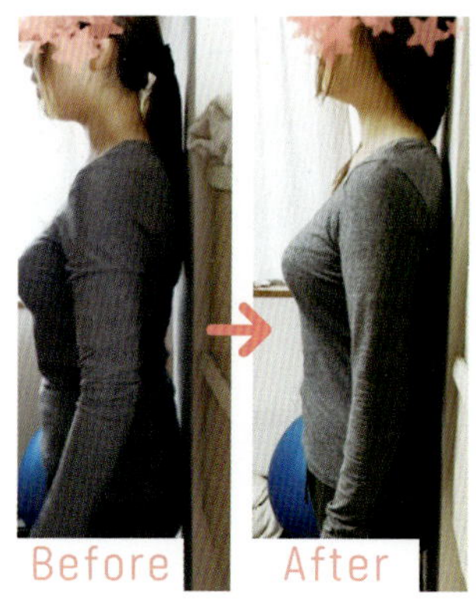

C의 소감

자세가 휘어 편두통이 잘 생기고 자율 신경에까지 영향을 미쳐 이를 개선하기 위해 '엉덩이 리셋 다이어트'를 시작했다. 운동을 지속하다 보니 허리가 점점 벽에 붙고 몸이 편해졌다. 몸매 라인도 눈에 띄게 예뻐졌다.

자세가 좋아지고 뱃살이 빠졌다!

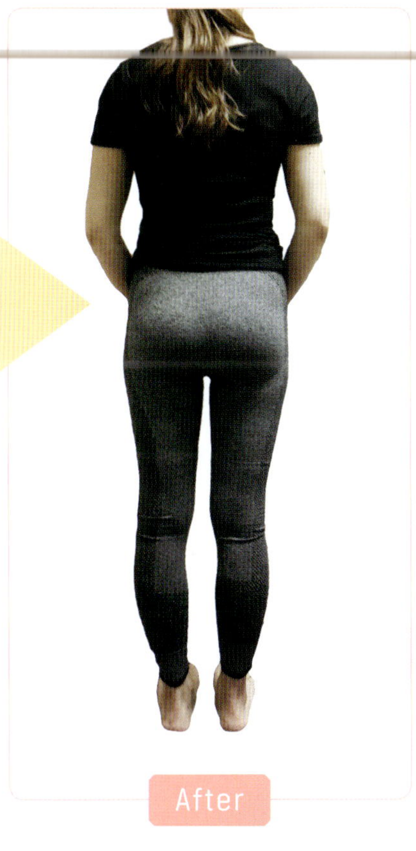

허리 -2cm
골반 둘레 -4cm
체중 -2.4kg

허리	▶ 70 cm
골반 둘레	▶ 93 cm
체중	▶ 60 kg

왜 살이 빠진 걸까?

나오코의 메시지

C씨는 다이어트보다 심한 편두통 개선과 척추 교정이 목적이었다. 심하게 휜 척추가 자율 신경에까지 영향을 미쳐 편두통에 오래 시달렸다. 하지만 편두통은 단 한 번의 운동으로 사라졌고, 휘어진 척추가 교정되면서 엉덩이의 모양도 예뻐졌다. 엉덩이뿐 아니라 눌려 있던 척추까지 고려해 교정한 결과, 체중에는 큰 변화가 없지만 균형 잡힌 예쁜 몸으로 바뀌었다.

체험담

4

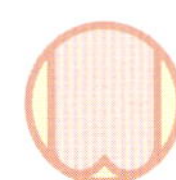

네모 엉덩이 유형

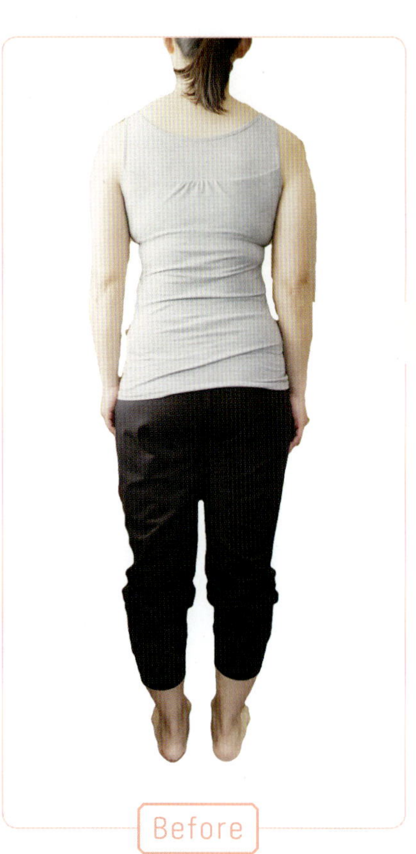

여성 D (37세)

허리	▶ 81 cm
골반 둘레	▶ 99 cm
체중	▶ 63.4 kg
체지방률	▶ 30.4 %

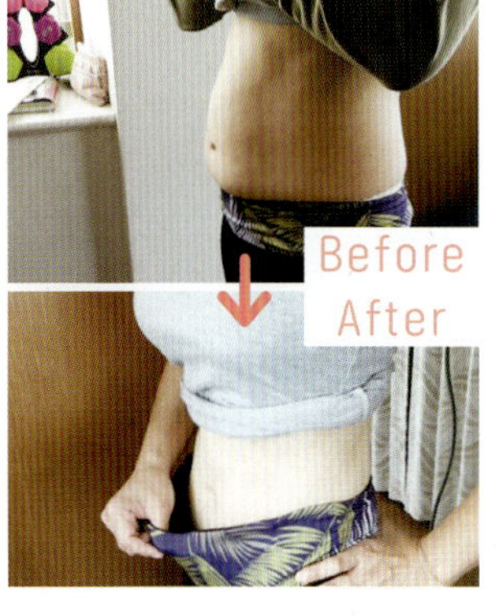

D의 소감

출산 후 벌어진 골반이 제자리로 돌아오지 않고, 허벅지와 엉덩이 사이의 경계가 사라진 아줌마 체형으로 변해 다이어트에 도전했다. 체중은 결혼 전보다 줄었고, 다리가 일자가 되었다. 주변 사람들이 예뻐졌다고 할 때마다 기분이 좋다.

뱃살이 많이 빠졌다!

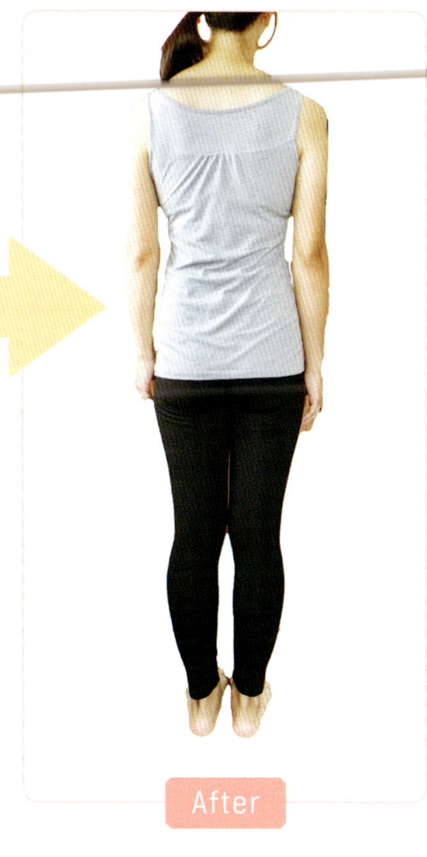

허리 -15cm
골반 둘레 -14cm
체중 -11.4kg
체지방률 -7.7%

허리	▶ 66 cm
골반 둘레	▶ 85 cm
체중	▶ 52 kg
체지방률	▶ 22.7 %

왜 살이 빠진 걸까?

나오코의 메시지

D씨의 엉덩이와 허벅지는 근육과 지방이 섞여 딱딱하게 굳어 있었다. 몸의 마디마디가 아팠기 때문에 가장 먼저 유연성을 늘리는 운동을 했다. 할 수 있는 운동이 많아지니 의욕이 생겼고, 집에서도 열심히 실천한 덕분에 좋은 결과를 얻을 수 있었다. 체형, 체중, 체지방률 모두 균형 있게 줄어서 마치 딴사람처럼 확 달라졌다. 허리와 무릎 통증도 완전히 사라졌다.

엉덩이 유형 진단

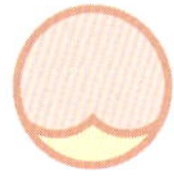

처진 엉덩이 유형

- □ 새우등이다.
- □ 장시간 의자에 앉아 있을 때가 많다.
- □ 보폭이 좁다.
- □ 하체가 잘 붓는다.
- □ 출산 후 또는 나이가 들어 O자 다리가 심해졌다.
- □ 팬티 밖으로 엉덩이 살이 삐져나온다.
- □ 운동 부족이다.

총 개

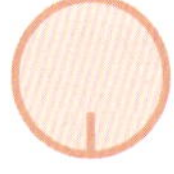

납작 엉덩이 유형

- □ 고관절이 굳어 있다.
- □ 체력이 약하다.
- □ 냉한 체질이다.
- □ 속이 자주 더부룩하다.
- □ 어깨 결림, 요통이 있다.
- □ 안짱다리로 걷는다.
- □ 먹어도 살이 잘 찌지 않는다.

총 개

엉덩이의 모양은 평소 습관과 체질에 따라 달라진다. '엉덩이 리셋 다이어트'의 더 큰 효과를 보기 위해 자신의 엉덩이 유형을 파악해보자. 많이 체크된 유형이 자신의 엉덩이 유형이다.

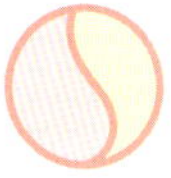

오리 엉덩이 유형

- □ 아랫배가 볼록 나왔다.
- □ 허벅지 근육이 뭉쳐 있다.
- □ 허리가 많이 휘었다.
- □ 바닥에 등을 대고 바른 자세로 누워 자는 게 힘들다.
- □ 신발 바깥쪽이 많이 닳는다.
- □ 바른 자세로 앉아도 허리가 금세 아프다.
- □ 하이힐을 자주 신는다.

총 ______ 개

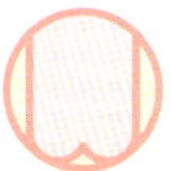

네모 엉덩이 유형

- □ 허리 주변에 살이 많다.
- □ 살이 잘 빠지지 않는다.
- □ 무거운 물건을 들거나 많이 걸으면 골반 옆이 쑤신다.
- □ 가랑이 위쪽이 튀어나와 있다.
- □ 예전에 입었던 바지가 골반에 걸려 올라가지 않는다.
- □ 허벅지가 울퉁불퉁하고 셀룰라이트가 있다.
- □ 무릎 위에 살이 많다.

총 ______ 개

엉덩이 유형 결과

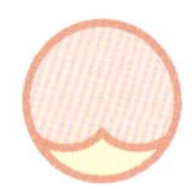

처진 엉덩이 유형 진단

★ 이런 사람!

앉아 있는 시간이 길면 골반이 벌어지기 쉽다. 또 엉덩이 근육을 잘 쓰지 않아 엉덩이가 아래로 처진다. 출산 이후에 처진 엉덩이 타입이 되는 경우도 많다.

증상

엉덩이가 아래로 처져 있어서 허벅지와의 경계가 거의 없고, 엉덩이가 탄력 없이 옆으로 퍼져서 몸이 양옆으로 커 보여 살쪄 보인다.

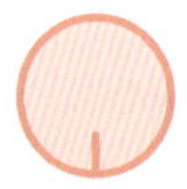

납작 엉덩이 유형 진단

★ 이런 사람!

고관절의 가동 범위가 좁아 큰 폭으로 걷기 힘들다. 먹어도 살이 잘 찌지 않고 근육도 제대로 붙지 않아 엉덩이 근육이 적은 경우가 많다.

증상

엉덩이의 근육량이 적어 마르고 납작한 형태를 띤다. 봉긋하고 동그란 엉덩이보다 밋밋하고 작은 엉덩이가 많다.

자신의 엉덩이 유형을 파악했으면 운동 페이지에 있는 엉덩이 아이콘을 참고하여 '엉덩이 리셋 다이어트'를 시작해보자. 자신에게 해당하는 엉덩이 유형의 운동 비중을 높이면 빠른 효과를 볼 수 있다.

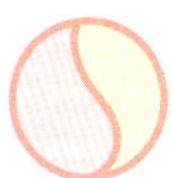

오리 엉덩이 유형 진단

★ 이런 사람!

허리뼈가 크게 휘어 엉덩이를 뒤로 내민 듯한 상태다. 허리에 부담이 가 요통 때문에 고생하기도 한다.

증상

배 근육을 잘 사용하지 못해 아랫배가 볼록 나온 경우가 많다. 골반이 앞으로 기울어져 있고, 엉덩이가 뒤로 튀어나와 커 보인다.

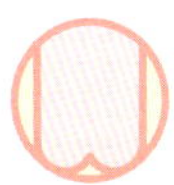

네모 엉덩이 유형 진단

★ 이런 사람!

허리부터 허벅지까지 전체적으로 살이 쪄 아래로 처져서 엉덩이가 네모난 형태를 띤다. 근육이 적고 지방이 많은 타입이다.

증상

골반이 뒤로 기울어진 경향이 있으며, 배에 힘을 줘도 안으로 쏙 들어가지 않는다. 허리 아래쪽에 살이 많아서 통통하거나 뚱뚱하다는 인상을 준다.

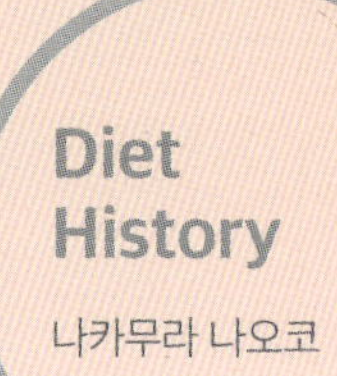

12kg을 감량하고 몸과 마음의 안정을 되찾다!

불규칙한 일과 익숙지 않은 환경 때문에 받은 스트레스를 먹는 것으로 풀다!

살이 찌기 시작한 것은 국제선 승무원으로 일을 막 시작한 22세 무렵부터였다. 업무 특성상 외식이 잦았고 생활이 불규칙해서 체내 시계도 고장 나 있었다. 낮에는 편두통과 어깨 결림에 시달렸으며, 브래지어를 착용하면 조여 오는 느낌을 견딜 수 없어 구역질이 나올 정도였다.

당시 비행한 나라의 특색 있는 음식을 먹으러 돌아다니는 일이 많았는데, 먹는 것만이 고생한 나에게 주는 보상이었다. 음식을 공부한 후에 알았지만, 기압이 높은 곳에서는 혀의 감각이 둔해지기 때문에 기내식은 칼로리가 높고 자극적으로 만든다고 한

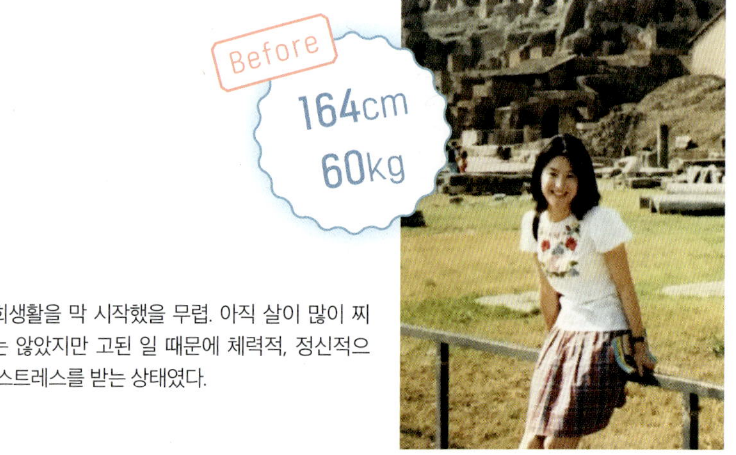

사회생활을 막 시작했을 무렵. 아직 살이 많이 찌지는 않았지만 고된 일 때문에 체력적, 정신적으로 스트레스를 받는 상태였다.

다. 당시 나는 스트레스 때문에 기내식을 많이 먹었는데, 이것도 살이 찐 이유였을 것이다.

집에서는 편의점 도시락을 주로 먹었다. 피부가 거칠어 이를 감추고자 화장을 두껍게 했고, 그러다 보니 피부가 더욱 거칠어졌다. 비싼 화장품을 써도 소용이 없었다. 잘 자고 영양가 높은 음식을 먹으며 노폐물 배출을 잘 해야 피부가 좋아지는데, 이를 알지 못해 악순환이 반복됐다.

그로부터 얼마 지나지 않아 몸 상태가 악화되어 결국 일을 그만두었다. 결혼을 하고 출산을 하며 제2의 삶이 시작되었다. 남편이 육아를 도와주었으면 했지만 남편이 알아차리기 전에 내가 먼저 해치워버리는 일이 잦았고, 그런 다음 왜 도와주지 않느냐고 짜증을 냈다. 하루 종일 육아에 치여 힘들고 누군가와 대화를 하고 싶었지만, 일에 지쳐

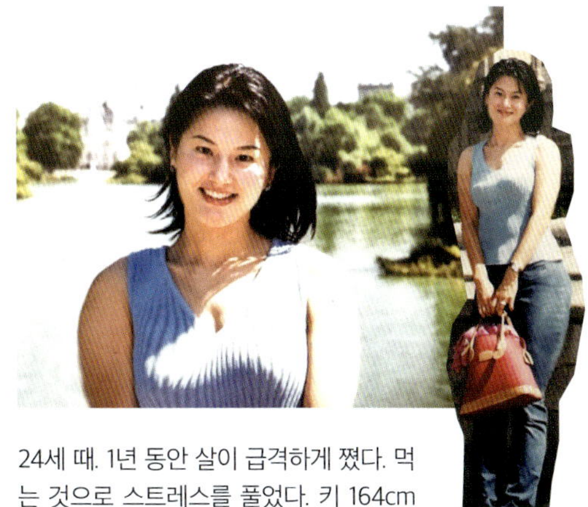

24세 때. 1년 동안 살이 급격하게 쪘다. 먹는 것으로 스트레스를 풀었다. 키 164cm에 62kg으로 나이보다 늙어 보였다.

26세 때. 살이 너무 많이 쪄 다이어트를 시작해 조금 살이 빠졌을 무렵이다. 하지만 요통, 어깨 결림, O자 다리 때문에 몸은 그야말로 엉망이었다.

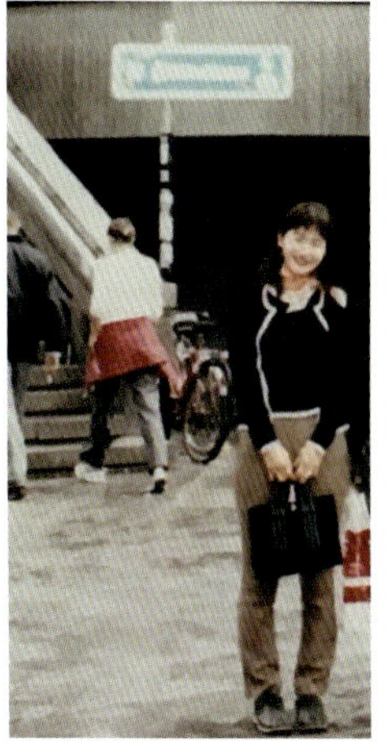

돌아오는 남편을 보면 하고 싶은 말이 있어도 할 수 없었다. 남편은 가끔 큰소리로 히스테리를 부리는 나를 보고 놀랄 뿐 이해는 하지 못했다.

엉덩이 리셋 다이어트로 나 자신을 좋아하게 되다!

아이가 10개월쯤 되었을 때, 어머니를 여의고 실의에 빠져 있던 내게 시어머니는 "아이를 맡기고 하고 싶은 일을 하렴"이라고 말씀해주셨다. 그 말에 용기를 얻어 요가 공부를 시작해 나만의 운동법인 '엉덩이 리셋 다이어트'를 고안했다. 그러자 살이 가장 많이 쪘을 때보다 12kg이나 빠졌다. 지금껏 시달려온 어깨 결림과 요통, 편두통도 사라지고 거친 피부가 매끈매끈해졌다.

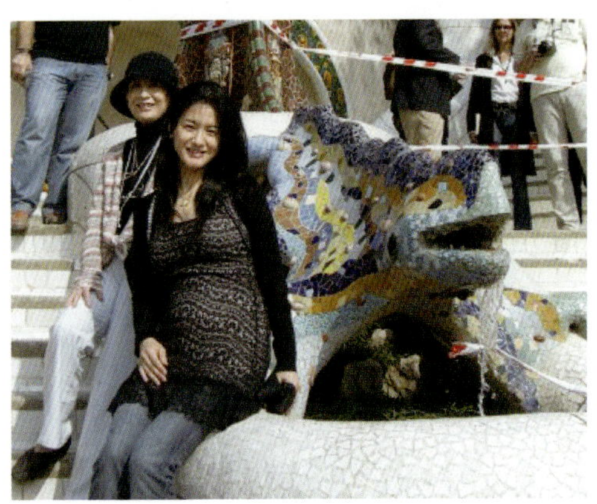

첫 아이 임신 중. 출산 후 어머니가 돌아가시고 시작한 요가 공부가 '엉덩이 리셋 다이어트'의 기반이 되었다.

몸과 마음이 달라지자 둘째 임신에 성공!

첫째 아이를 낳은 뒤 '엉덩이 리셋 다이어트'를 통해 12kg을 감량했고 O자 다리와 무지외반증, 골반 뒤틀림 모두 교정에 성공했다. 심리적으로도 안정되어 나 자신을 있는 그대로 받아들이고 일상에 만족하며 행복감을 느끼게 되었다. 그런데 20대 때부터 무리하게 몸을 사용한 탓인지 서른두 살 때 자궁경부암이 발견되었다. 수술은 성공적이었고 경과도 좋았지만 의사는 둘째 임신은 어렵고, 임신을 해도 유산될 가능성이 높다고 했다. 하지만 나는 포기하지 않고 수술 후에도 꾸준히 '엉덩이 리셋'을 했고, 그 덕분에 둘째 아이를 자연 임신하여 출산까지 무사히 마쳤다. 심지어 둘째를 가졌을 때는 출산 예정일 3일 전까지 트레이너 일도 계속했다. 일을 계속할 수 있었던 것도, 사랑하는 둘째 아이를 얻게 된 것도 모두 이 운동법으로 몸을 단련한 덕분이라고 확신한다.

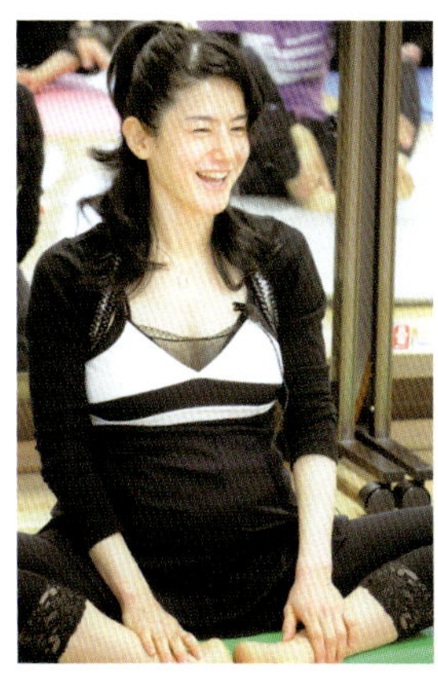

둘째 임신 중. 예정일 일주일 전의 모습이다. '엉덩이 리셋 다이어트' 덕분에 아픈 곳 하나 없이 건강했고, 일도 무리 없이 해낼 수 있었다.

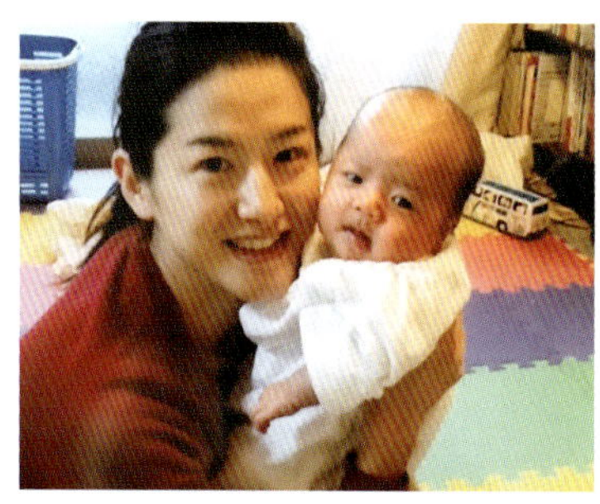

둘째 아이 출산 후. 육아, 일, 부부 사이 모두 순조로웠고, 덕분에 모든 일을 긍정적으로 생각하게 되었다.

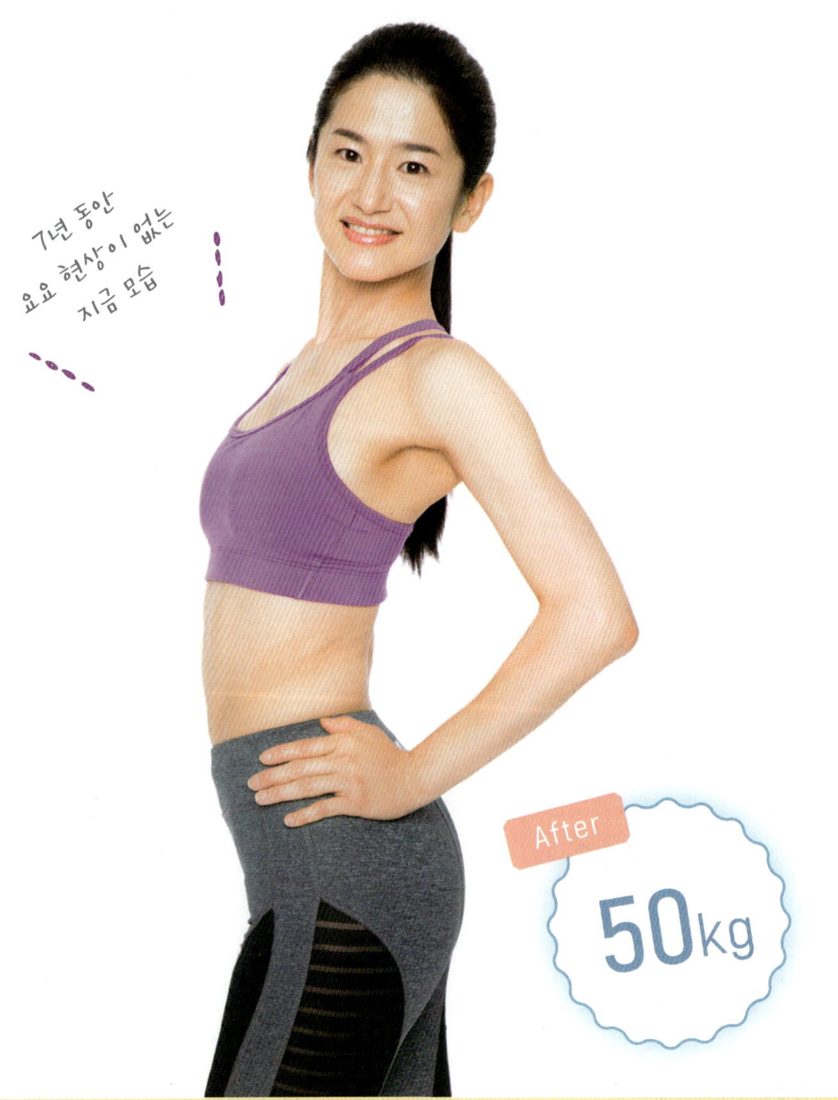
7년 동안
요요 현상이 없는
지금 모습
After
50kg

'엉덩이 리셋 다이어트'를 경험한 독자들의 감사의 글

이렇게 달라졌다!
이렇게 날씬해졌다!

나뿐만이 아니라, 실제로 많은 사람이 '엉덩이 리셋 다이어트'의 효과를 봤다.
〈나오코 바디 웍스〉에 다니는 수강생들이 차례차례 기쁜 소식을 들려주었다.
'엉덩이 리셋 다이어트'를 체험한 사람들의 감상을 소개한다.

항상 무기력하고
우울감에 빠져 있었는데,
지금은 열심히 살려고
노력 중이다.
나 자신을
좋아하게 되었다!

산후 무릎 통증과
요통, 어깨와 목 결림 등을
고치려고 시작했는데,
모든 게 좋아졌다.
포기했던 O자 다리까지
개선되었다!

첫째 때는 1년이 걸렸는데,
둘째 때는 고작
3개월 만에 8kg이나 줄었다!
산후 다이어트 성공!

피부 관리실에 다니고,
안 해본 다이어트가 없을
정도로 꾸준히 다이어트를
해왔는데도 빠지지 않더니,
불과 몇 달 만에
15kg이나 빠졌다!

"살 빠졌다",
"자세가 좋아졌다"
이런 이야기를 들을 때마다
너무 기쁘다. 지속의 중요성을
뼈저리게 느끼고 있다.
무려 8kg을 감량했다.

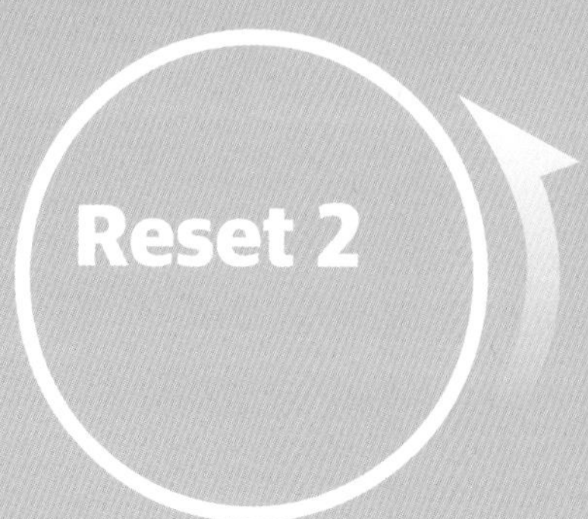
Reset 2

엉덩이 리셋 다이어트 4주 프로그램

단 4주로 다이어트와 이상 증상 개선 모두 성공!

엉덩이 리셋 다이어트
4주 프로그램에 바로 도전하자

엉덩이 리셋 4주 프로그램은 토대를 다지는 운동부터 시작해 전신을 사용하는 운동으로 발전시켜 단기간에 최대의 효과를 얻을 수 있는 다이어트 프로그램이다. 일주일 단위로 테마별 운동을 실시한다. 몸의 토대인 엉덩이를 시작으로 엉덩이와 연결된 어깨 관절과 고관절, 등, 허벅지 근육까지 단련해 잘록한 허리와 곧은 다리, 군살 없는 등을 만들어준다.

엉덩이 단련을 통해 몸매를 관리할 수 있을 뿐 아니라, 몸에 대한 고민별로 테마를 나누어 각종 문제를 개선할 수 있다. 어려움 없이 4주간 지속할 수 있을 만큼 간단하지만 효과만큼은 성형급인 엉덩이 리셋 다이어트를 시작해보자.

1주 차

엉덩이의 비틀림 교정

몸의 중심인 엉덩이의 비틀림을 개선한다. 몸이 틀어져 있으면 아무리 몸매 관리를 해도 효과가 잘 나타나지 않는다. 엉덩이 안쪽 골반을 바로잡아 2~4주 차 운동 효과를 높인다.

2주 차

목, 어깨 결림 개선

몸의 주축인 척추를 보호하는 체간근을 단련하여 목 결림과 어깨 결림이 근본적으로 생기지 않게 한다. 엉덩이를 안정시킨 자세로 어깨 관절뿐 아니라 고관절도 함께 움직이는 스쿼트 동작을 실시해 목과 어깨 결림이 없는 몸으로 거듭나자.

3주 차

요통과 냉증 개선

요통은 허리가 아플 뿐 아니라 발끝까지 저릿하고 피로감을 느끼게 한다. 요통을 개선하기 위해 몸의 유연성과 엉덩이 근력을 향상시키고, 엉치뼈 주변의 근육을 움직여 혈액 순환이 잘 되도록 해서 냉증을 개선한다.

4주 차

뱃살 제거와 하체 비만 개선

골반이 앞이나 뒤쪽으로 기울어져 안정적이지 못하면 뱃살을 빼기 어렵다. 관절의 가동 범위와 균형, 안정성에 초점을 맞춘 운동법으로 뱃살을 제거하고, 하체 비만을 개선한다.

1주 차

비틀린 엉덩이를 교정하는
엉덩이 리셋 다이어트

엉덩이를 올바른 위치로 되돌리는 스트레칭부터 시작!

3가지 운동이면 OK!

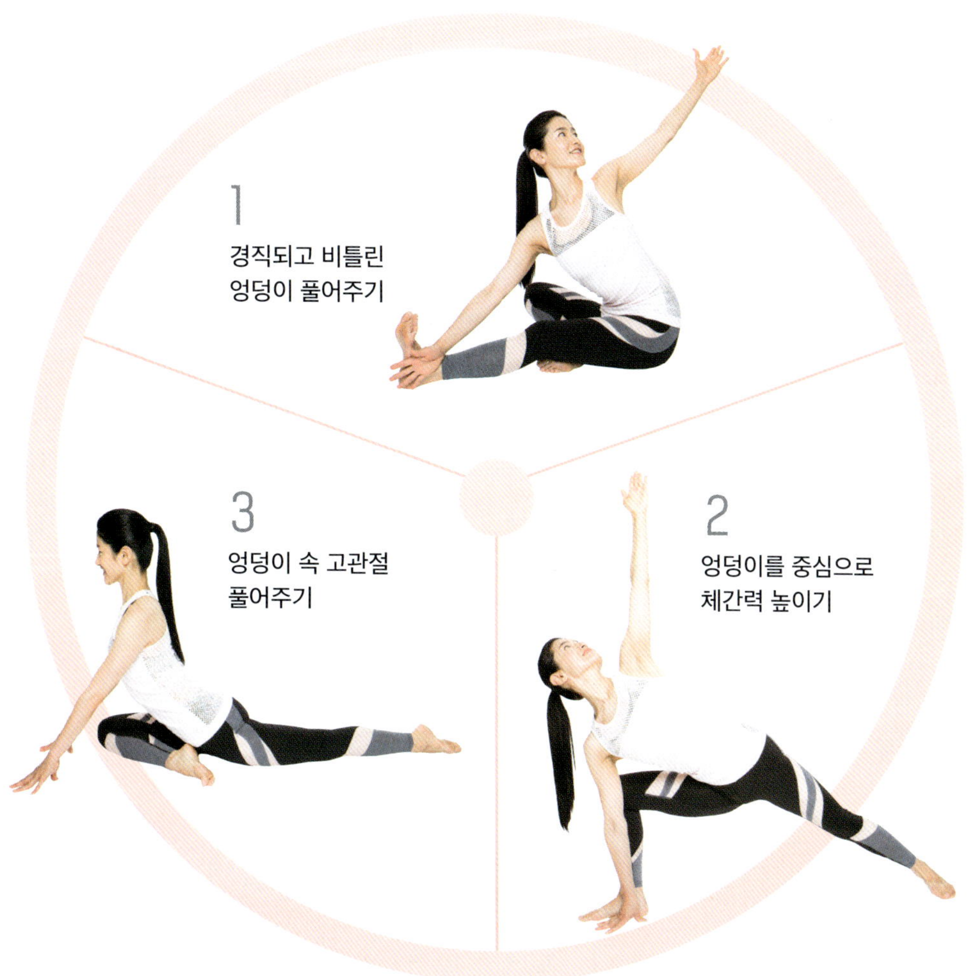

1
경직되고 비틀린
엉덩이 풀어주기

2
엉덩이를 중심으로
체간력 높이기

3
엉덩이 속 고관절
풀어주기

비틀린 엉덩이를 교정하면 왜 좋을까?

평소에 몸을 움직일 때는 무의식적으로 튼튼한 근육부터 사용한다. 그래서 튼튼한 근육은 많이 사용되는 반면 약한 근육은 쓰이지 않아 몸이 점점 뒤틀리고 불균형해진다. 몸이 뒤틀려 있으면 모처럼 다이어트를 하려고 운동을 시작해도 약한 근육은 잘 사용되지 않아 지방 연소량이 적다.

1주 차에는 몸의 토대인 엉덩이 안쪽에 위치한 골반을 제자리로 되돌려 몸 전체의 뒤틀림을 교정한다. 골반은 잘 움직이지 않는 부위이므로, 고관절 주변의 근육을 움직여 유연성을 키우는 게 중요하다.

고관절의 가동 범위를 넓혀 평소 잘 사용되지 않는 허벅지 뒤쪽 근육과 엉덩이의 큰 근육이 잘 움직이도록 하는 스트레칭을 소개한다. 큰 근육을 사용하면 지방 연소량이 늘어나 다이어트에 효과적이다. 움직이는 부위를 의식하면서 동작을 하면 근육을 더 알맞게 사용할 수 있다.

쓰지 않던 엉덩이 근육을 사용하게 되어,

지방 연소량이 크게 늘어난다!

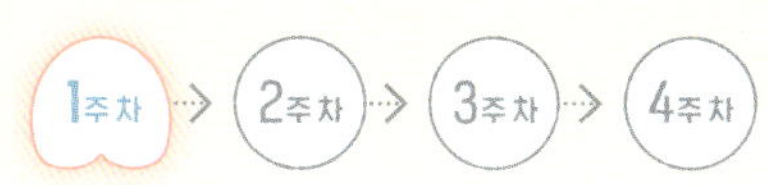

1주 차에는 이런 효과가!

★ 살이 잘 빠지는 몸으로 바뀐다

고관절의 가동 범위가 넓어져 엉덩이와 등, 허벅지에 있는 큰 근육의 활동량이 증가한다. 그 결과 몸 전체의 근육량이 늘어 일상생활을 해도 운동 상태로 인식되므로 살이 잘 빠지는 몸으로 변한다.

★ 하체가 덜 피곤해진다

고관절이 굳어 있으면 근육을 움직일 때 큰 힘이 필요하다. 골반 심층근에도 효과적으로 작용하는 동작으로 고관절을 풀어주면 작은 힘으로도 큰 근육을 움직일 수 있다. 즉 불필요한 힘을 많이 쓰지 않아서 하체가 덜 피곤해진다.

★ 골반 뒤틀림이 개선된다

1주 차는 엉덩이를 상하좌우로 비트는 동작을 주로 한다. 이러한 동작으로 골반이 점점 제자리를 찾아가므로 골반 뒤틀림 현상을 개선할 수 있다. 골반의 뒤틀림을 개선하면 2~4주 차 운동의 효과도 훨씬 좋아진다.

경직되고 비틀린 엉덩이 풀어주기

바닥에 앉은 상태에서 등을 쭉 펴 딱딱하게 굳은 허리와 엉덩이를 부드럽게 해주는 동작이다.

POINT
어깨와 허리를 구부리지 않도록 주의한다.

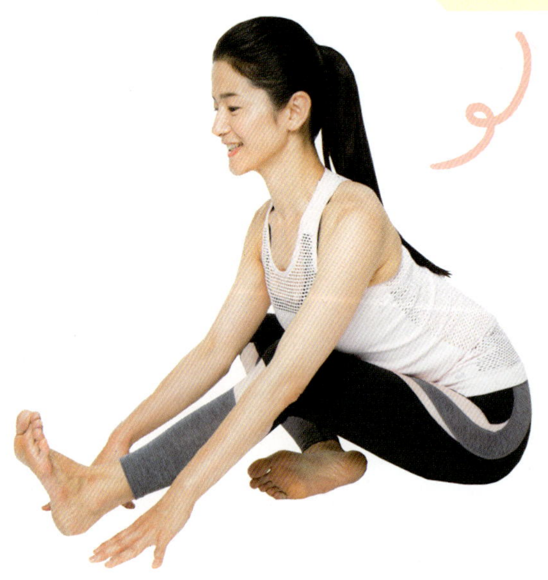

오른쪽 다리는 구부려 안쪽으로 접고 왼쪽 다리는 가볍게 무릎을 구부려 앞으로 뻗는다. 숨을 들이마시고 내쉬면서 엉덩이를 뒤로 내미는 느낌으로 쭉 뻗 다음, 배부터 시작해 몸을 앞으로 숙였다가 되돌아온다.

권장 엉덩이 유형

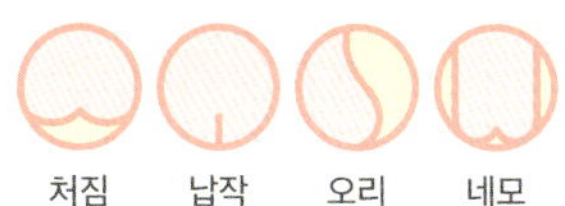

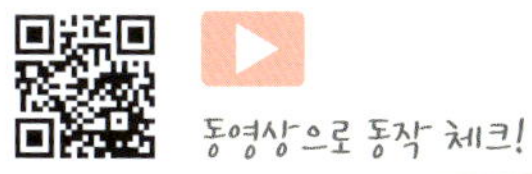

2

왼쪽 다리의 무릎을 아프지 않은 범위 내에서 쭉 펴주며 호흡한다.

호흡
3회
이 부위를 강화

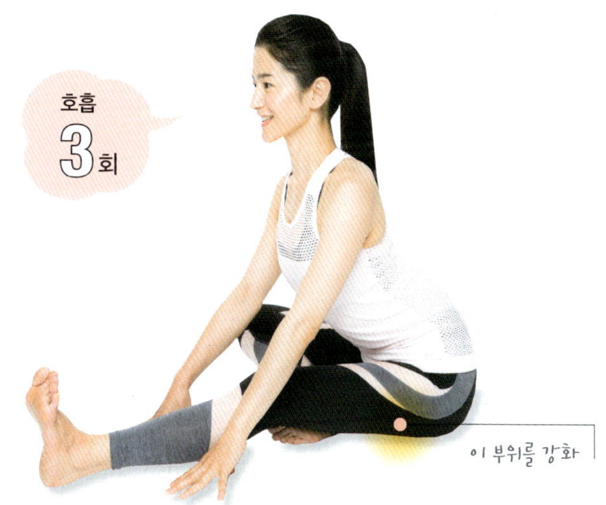

× 허리를 깊게 숙이지 않는다.

3

오른손을 왼쪽 다리의 바깥에 댄다. 상체를 완전히 비튼 뒤 왼손을 뻗고 가슴을 펴며 천천히 호흡한다. 1~3번까지 반대쪽도 동일하게 실시한다.

호흡
3회
이 부위를 강화
숨을 들이마시면서 시선을 위로,
내쉬면서 시선을 아래로!

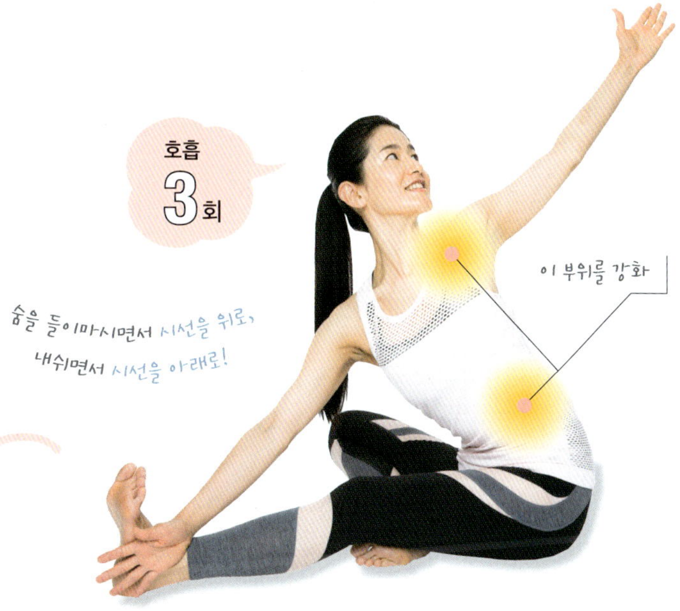

이 동작을 쉽게!
왼쪽 무릎을 구부리고 몸을 조금만 숙인다.

엉덩이를 중심으로 체간력 높이기

등과 다리를 스트레칭 하여 척추를 받쳐주는 체간력을 향상시키고, 고관절을 부드럽게 풀어주는 동작이다.

호흡
3~5회
발뒤꿈치부터 머리까지 일직선이 되도록
오른쪽 다리와
오른팔을 맞대고
서로 미는 느낌으로
엉덩이는 아래로
이 부위를 강화
무릎을 올린다

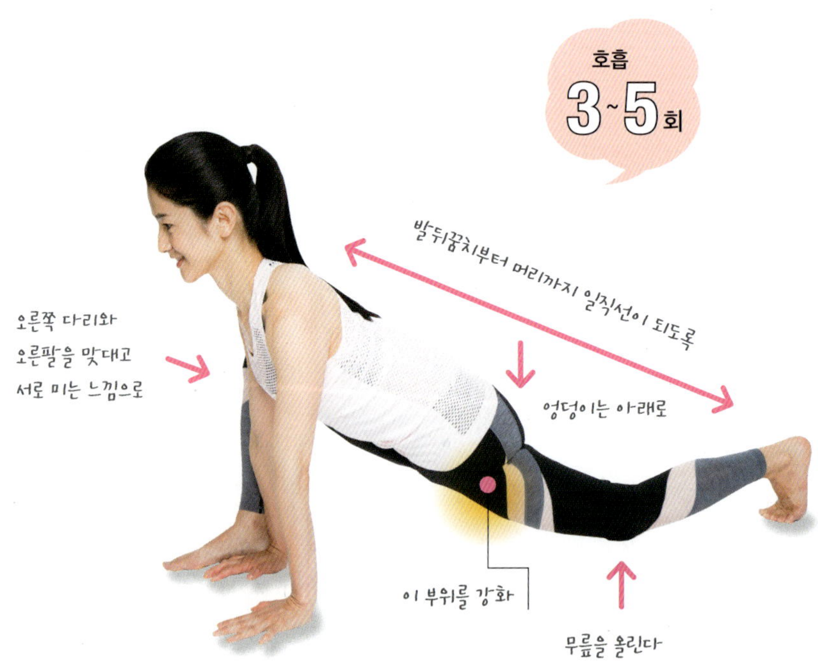

양팔은 어깨너비로 벌려 바닥을 짚고, 두 다리는 뒤로 쭉 뻗는다. 발뒤꿈치부터 머리까지 일직선으로 유지하고 오른쪽 다리를 구부려 오른팔 옆에 붙이며 호흡한다.

권장 엉덩이 유형

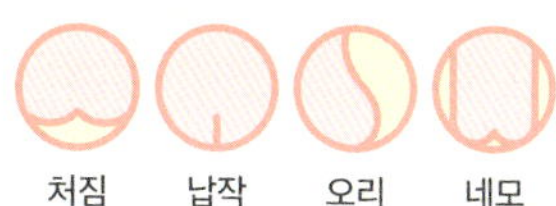

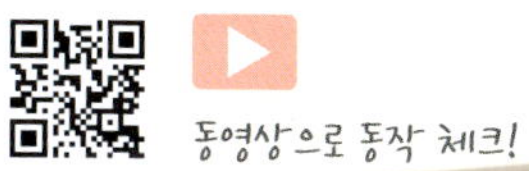

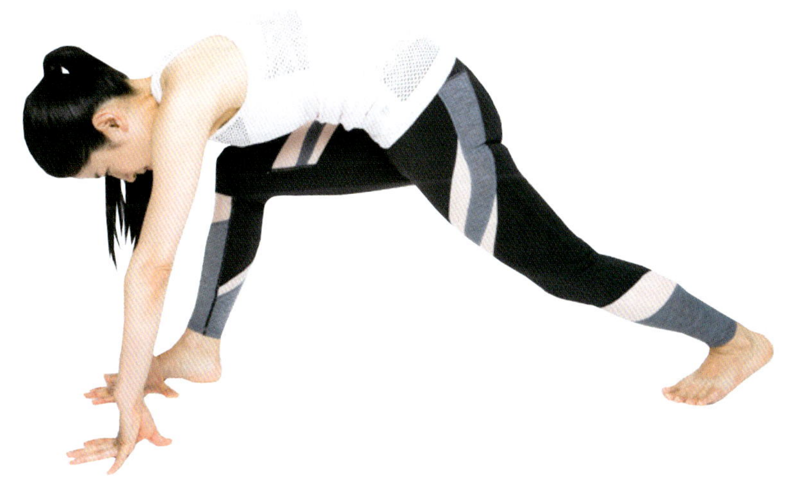

✕
허리를 구부리거나, 머리를 숙이지 않게 주의한다.

2

호흡
3회
숨을 들이마시면서 시선은 손끝으로,
내쉬면서 시선을 아래로!
이 부위를 강화

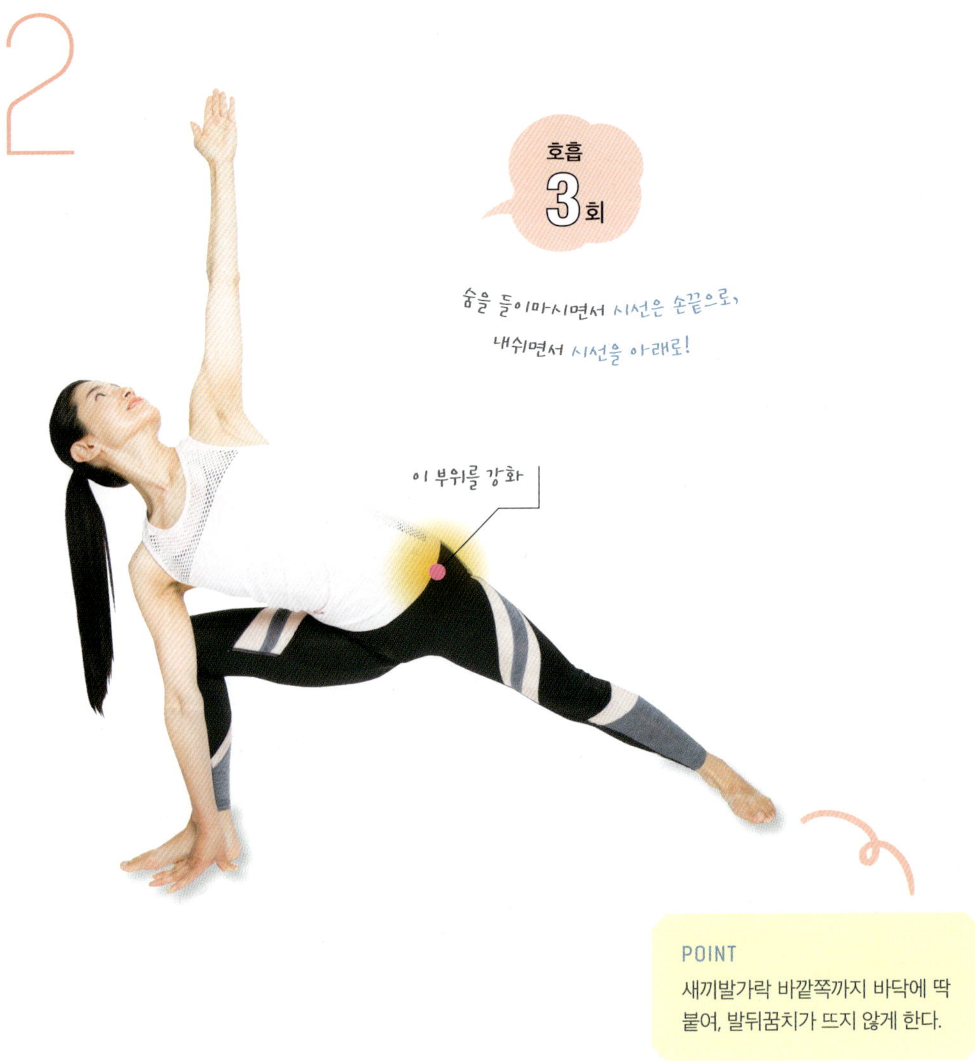

POINT
새끼발가락 바깥쪽까지 바닥에 딱 붙여, 발뒤꿈치가 뜨지 않게 한다.

쭉 뻗은 왼쪽 다리의 발뒤꿈치를 바닥에 대고 오른쪽 허벅지는 바닥과 수평이 되게 한다. 가슴을 활짝 젖히고 왼손을 위로 뻗으며 호흡한다.

3

좌우 비대칭 개선 방법

구부리기 힘든 다리가 있다면 좌우 균형이 맞지 않는다는 증거다. 구부리기 힘든 다리에 더 비중을 두고 하면 비대칭이 개선된다.

호흡
3회
숨을 들이마시면서 시선을 위로,
내쉬면서 시선을 아래로!
이 부위를 강화

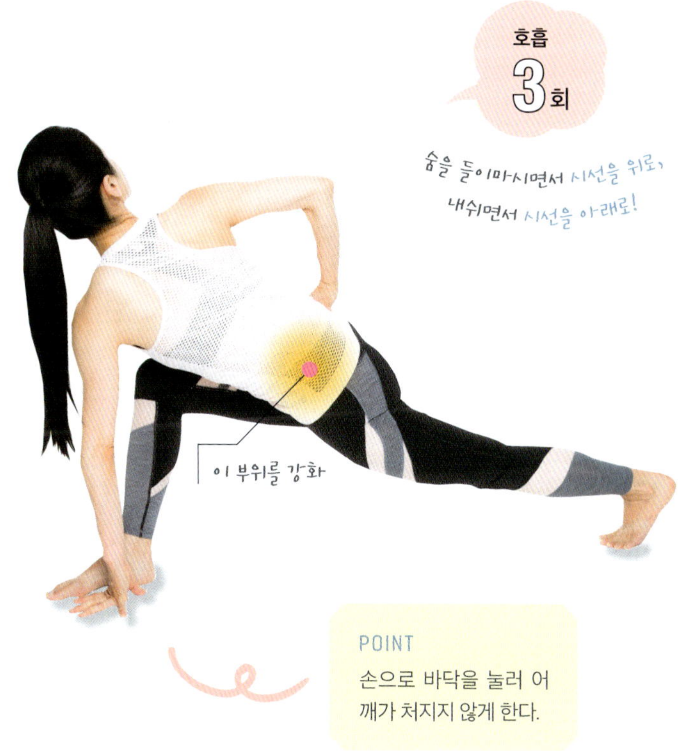

POINT

손으로 바닥을 눌러 어깨가 처지지 않게 한다.

왼손을 오른쪽 다리 옆에 댄다. 오른손을 허리에 대고 등과 허리를 완전히 비틀며 호흡한다. 1~3번까지 반대쪽도 동일하게 실시한다.

엉덩이 속 고관절 풀어주기

고관절을 확실하게 풀어주는 동작이다. 구부린 다리는 고관절의 가동 범위를 넓히고, 쭉 뻗은 다리는 골반부터 허벅지 앞쪽 근육까지 스트레칭 해준다.

호흡 3~5회

오른쪽 발을 배 아래에 오도록 구부리고 왼쪽 다리는 뒤로 쭉 뻗는다. 어깨가 처지지 않게 팔로 받치며 호흡한다.

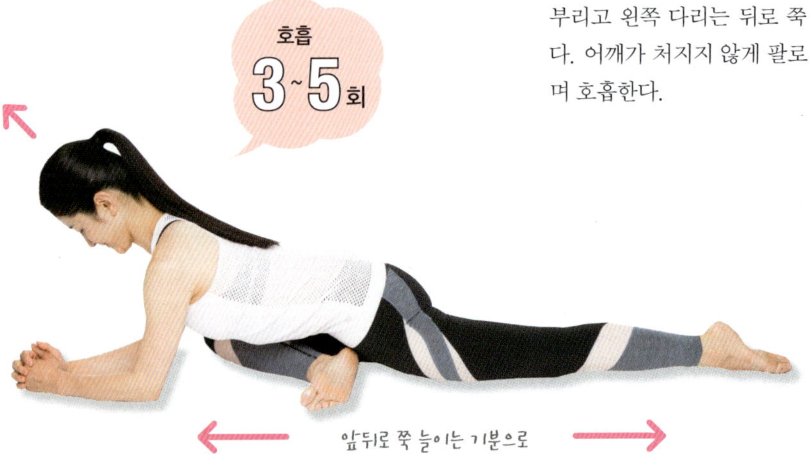

앞뒤로 쭉 늘이는 기분으로

★ 다리 구부리는 법

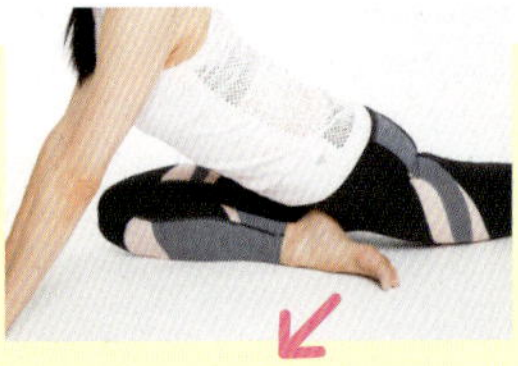

O

골반은 바닥과 평행이 되게 한다. 여유가 있다면 구부린 다리의 발뒤꿈치를 쭉 펴주면 고관절이 크게 움직인다.

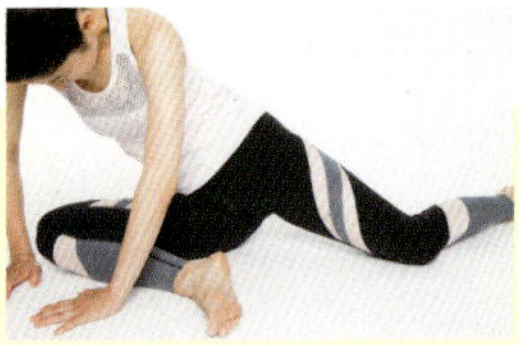

×

구부린 다리 쪽으로 몸을 기울이지 않도록 주의한다. 골반이 벌어질 수 있다.

권장 엉덩이 유형

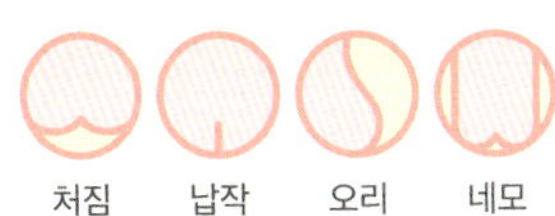

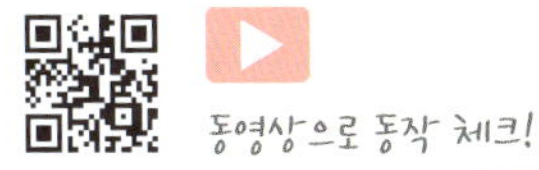

2

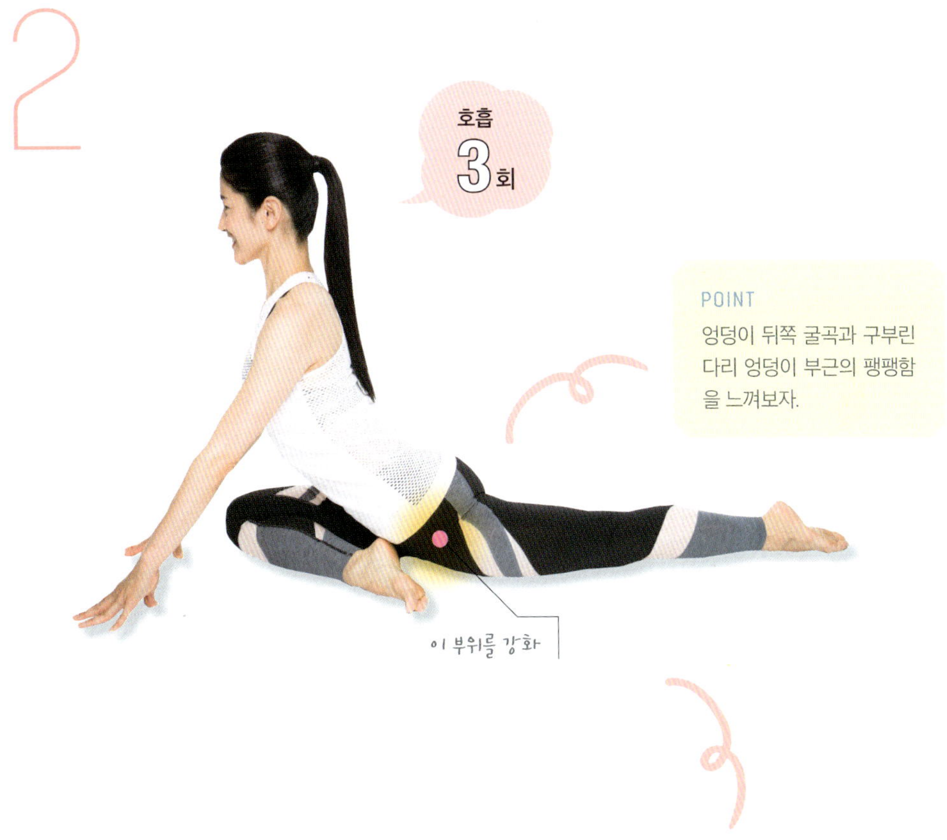

POINT
엉덩이 뒤쪽 굴곡과 구부린 다리 엉덩이 부근의 팽팽함을 느껴보자.

허리가 아프지 않을 정도까지 팔을 쭉 펴 상체를 세운다. 허리가 틀어지지 않도록 좌우를 조정하며 호흡한다. 1~2번까지 반대쪽도 동일하게 실시한다.

※ 허리가 아픈 사람은 1번만 실시한다.

좌우 비대칭 개선 방법

고관절이 비대칭인 사람은 움직이기 힘든 쪽의 횟수를 늘리면 골반이 제자리로 돌아온다.

2 +상급자용

양손을 들어보자!

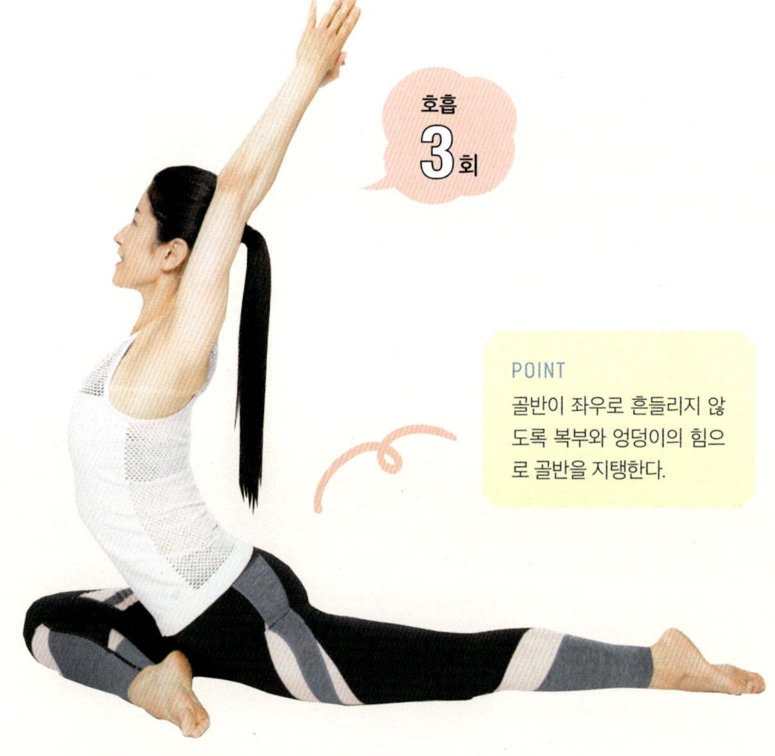

POINT
골반이 좌우로 흔들리지 않도록 복부와 엉덩이의 힘으로 골반을 지탱한다.

숨을 깊게 들이마시며 양손을 위로 곧게 뻗고 호흡한다. 반대쪽도 동일하게 실시한다.

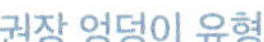

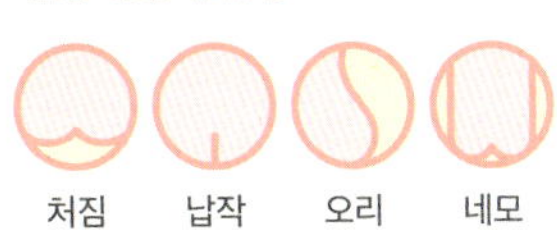

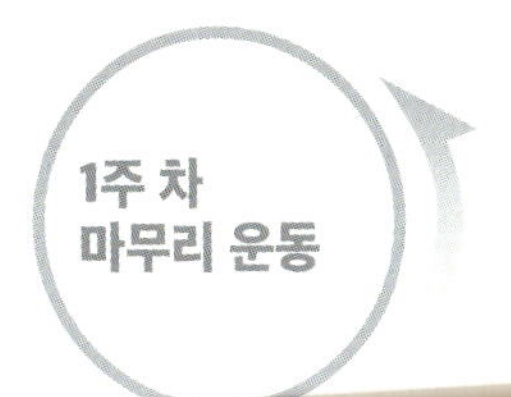

등과 엉덩이 늘이기

엉덩이와 등 근육을 쭉 펴면서 균형을 맞추는 자세다.

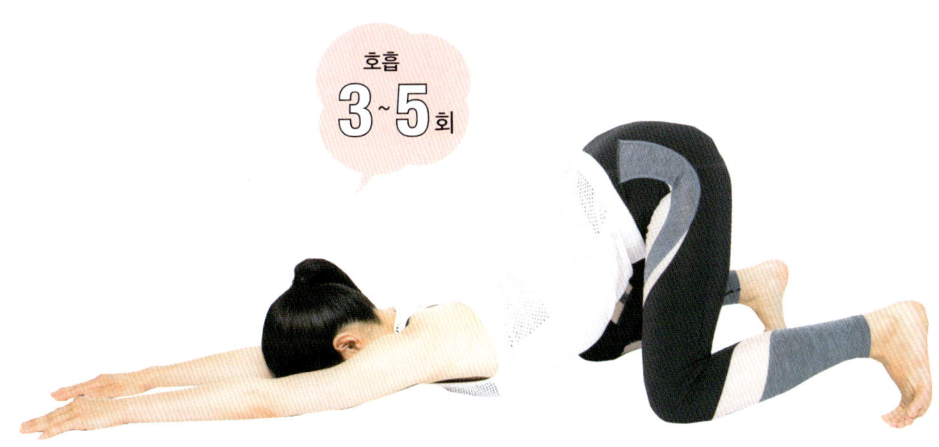

다리를 허리 너비 정도로 벌리고 손을 멀리 쭉 뻗어 등을 곧게 편 뒤, 가슴을 바닥 가까이 대면서 숨을 내쉰다. 코끝이 바닥에 닿는 사람은 얼굴을 옆으로 돌리고 뺨을 바닥에 댄 채 좌우 반복한다. 이때는 좌우 각각 3번씩 호흡한다.

2주차

목, 어깨 결림을 개선하는
엉덩이 리셋 다이어트

몸의 주축인 등과 엉덩이를 단련하여 다이어트뿐 아니라 목, 어깨 결림까지 해소!

3가지 운동이면 OK!

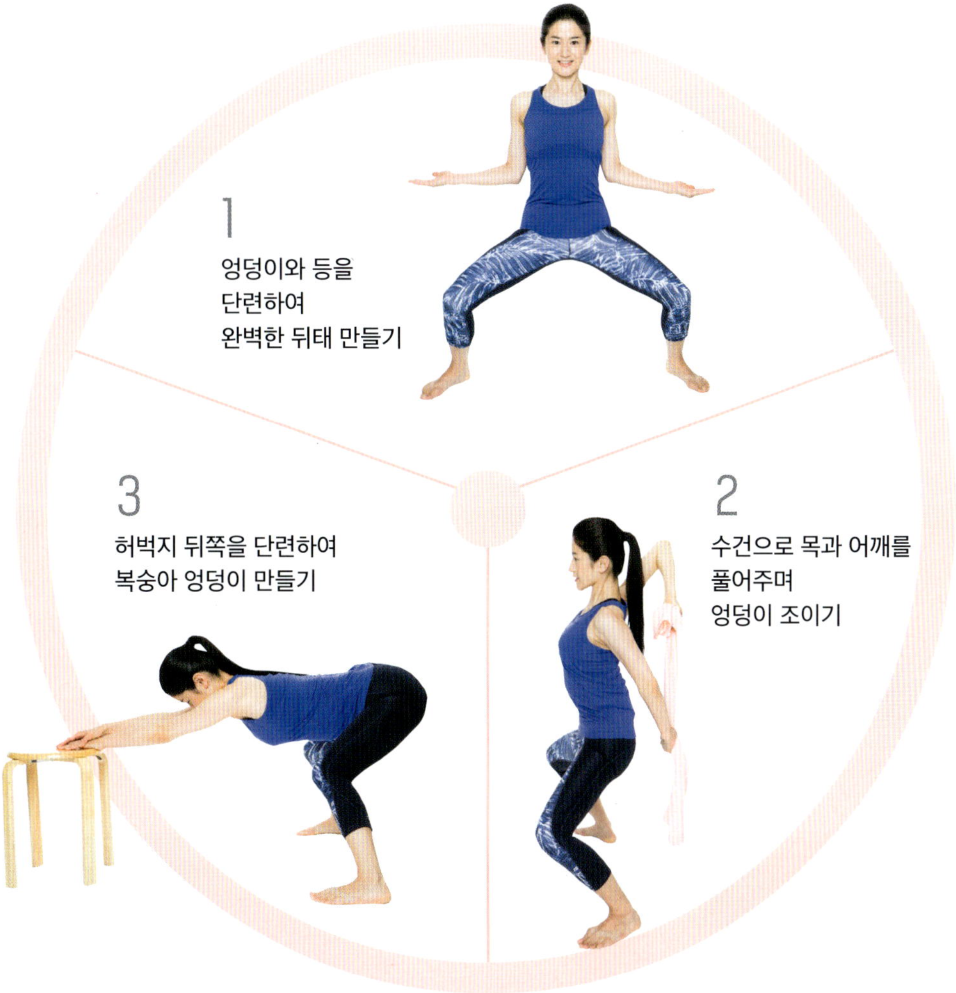

1

엉덩이와 등을
단련하여
완벽한 뒤태 만들기

2

수건으로 목과 어깨를
풀어주며
엉덩이 조이기

3

허벅지 뒤쪽을 단련하여
복숭아 엉덩이 만들기

목, 어깨 결림 개선에 왜 좋을까?

목과 어깨가 자주 결리는 사람은 컴퓨터를 할 때 턱이 앞으로 나와 있거나 휴대폰을 볼 때 고개를 아래로 향하는 등 몸에 부담되는 자세를 많이 취한다. 이런 자세를 취하면 원래 사용되어야 할 근육이 쓰이지 않고 몸이 앞쪽으로 움츠러들면서 등 근육이 딱딱하게 굳고 등에 군살이 잘 붙어 이른바 '아줌마 체형'이 된다. 게다가 내장이 압박을 받아 소화 능력이 저하되어 면역력이 떨어지며 노화 속도도 빨라진다. 목과 어깨 결림 때문에 편두통과 현기증이 생겨 고생하기도 한다.

2주 차에는 몸의 기둥인 등의 체간근을 중점적으로 단련하여 예쁜 S라인을 만든다. 등을 벽에 댔을 때 벽과 허리 사이에 손 하나가 들어가는 정도가 이상적인 S라인의 각도다. 등 근육을 단련하면 몸이 바로 서서 균형이 잡히고 아래로 처진 내장이 제 위치를 찾아 내장 기능이 향상된다. 그뿐 아니라 내장 지방도 더 잘 연소된다.

등과 엉덩이를 단련하면 몸 앞쪽이 펴지면서

몸 뒤쪽의 굳은 근육이 풀어진다!

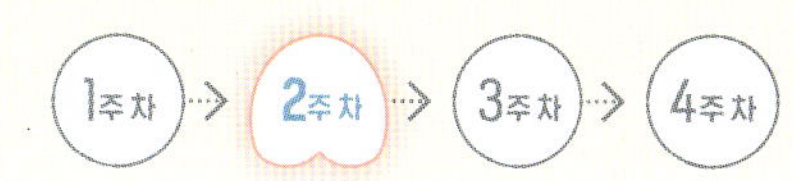

2주 차에는 이런 효과가!

★ 목 결림, 어깨 결림, 냉증이 개선된다

몸을 지탱하는 등의 체간근이 약해지면 혈액 순환이 나빠지고 근육도 딱딱하게 뭉친다. 몸의 토대인 엉덩이와 함께 단련하고 풀어주면 어깨에 불필요한 힘이 가해지지 않아 목 결림과 어깨 결림이 없어지고, 혈액 순환이 잘 돼서 냉증도 개선된다.

★ 서 있는 자세가 예뻐진다

이상적인 척추는 부드러운 S라인의 곡선을 띤다. 상하 스쿼트 운동을 하면 척추를 받쳐주는 엉덩이가 튼튼해진다. 뒤틀리기 쉬운 S라인을 엉덩이가 확실히 받쳐주어 서 있을 때 뒤태를 예쁘게 만들어준다.

★ O자 다리가 개선된다

O자 다리는 대부분 나쁜 생활 습관 혹은 한정된 근육만 사용하는 버릇 때문에 생긴다. 1주 차의 '고관절을 풀어주는 스트레칭'과 2주 차의 다양한 동작이 O자 다리를 개선해주고, 다시 O자 다리로 돌아가는 걸 예방해준다.

1 엉덩이와 등을 단련하여 완벽한 뒤태 만들기

엉덩이를 조여서 등을 예쁘게 만드는 스쿼트 동작으로 엉덩이와 등의 체간근을 단련한다. 동시에 어깨뼈(견갑골)도 단련해서 목과 어깨 결림도 해소된다.

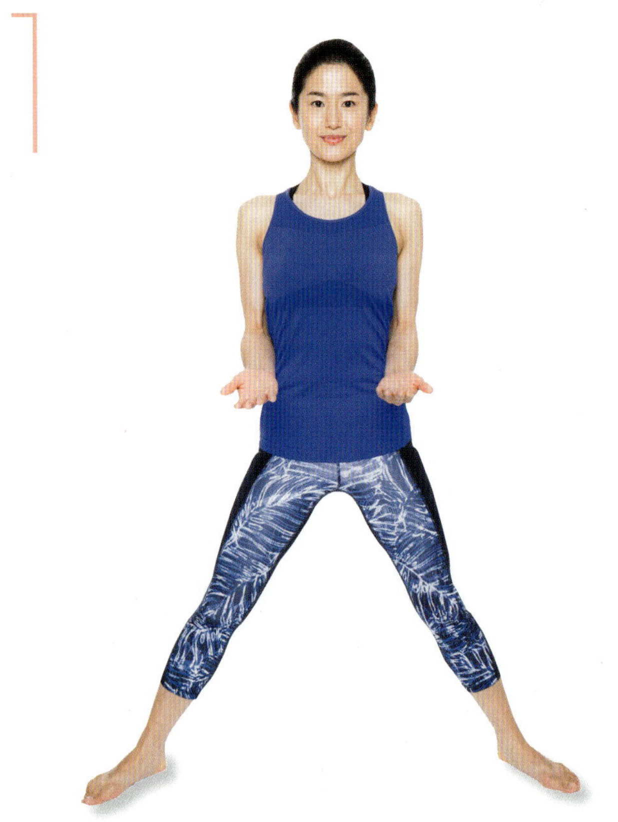

다리를 넓게 벌리고 엉덩이를 조여 몸이 흔들리지 않게 한다. 양팔은 손을 정면으로 향하게 하여 팔꿈치를 90°로 구부리고 몸통에 딱 붙인다.

권장 엉덩이 유형

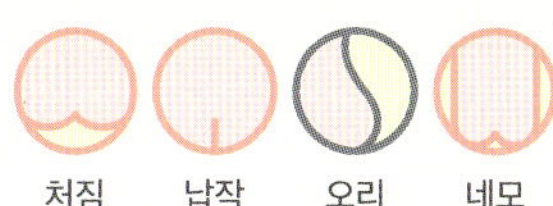

※ 오리 엉덩이 유형은 상하 동작을 작게 해 허리가 휘지 않도록 배에 신경을 집중하자!

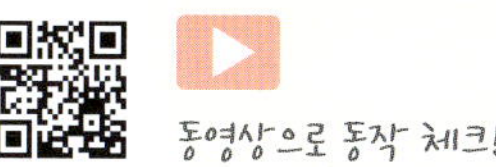

2

호흡 10회

POINT
어깨뼈를 등 가운데로 모으듯이 당긴다.

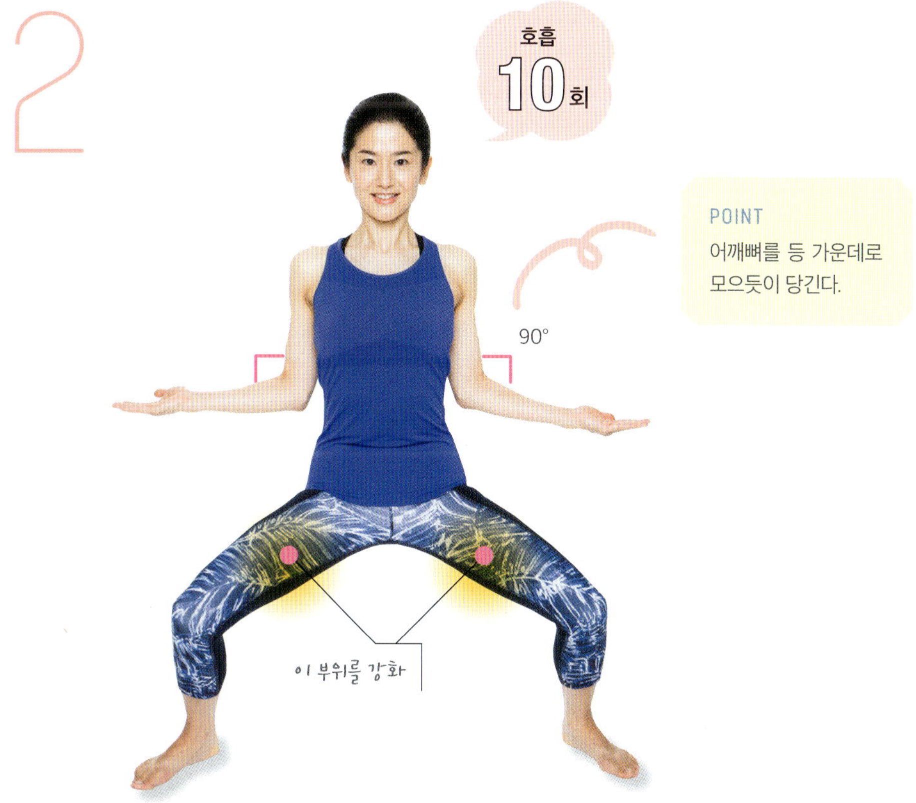

숨을 내쉬면서 양팔은 바깥으로 벌리고, 제자리에 앉듯이 엉덩이를 내리고 호흡한다. 호흡이 끝나면 숨을 들이마시면서 1번 동작으로 돌아간다.

3

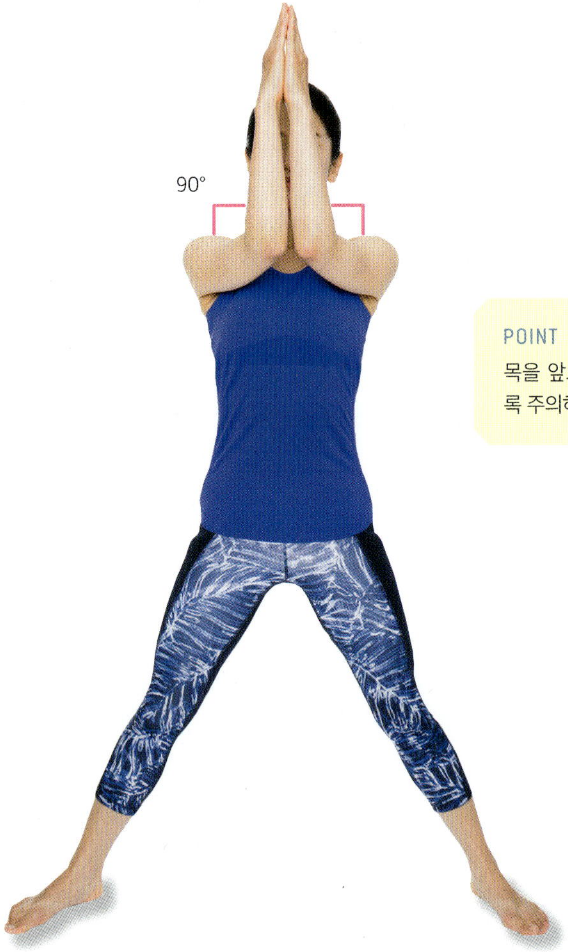

90°

POINT
목을 앞으로 내밀지 않도록 주의하자.

다리를 그대로 둔 채 팔을 90°로 구부려 팔꿈치끼리 서로 닿게 한다.

호흡
10회

이 부위를 강화
머리는 위로 당겨지고,
엉덩이만 내려가는 느낌으로!

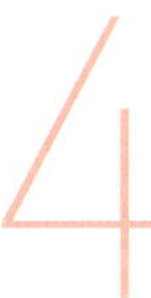

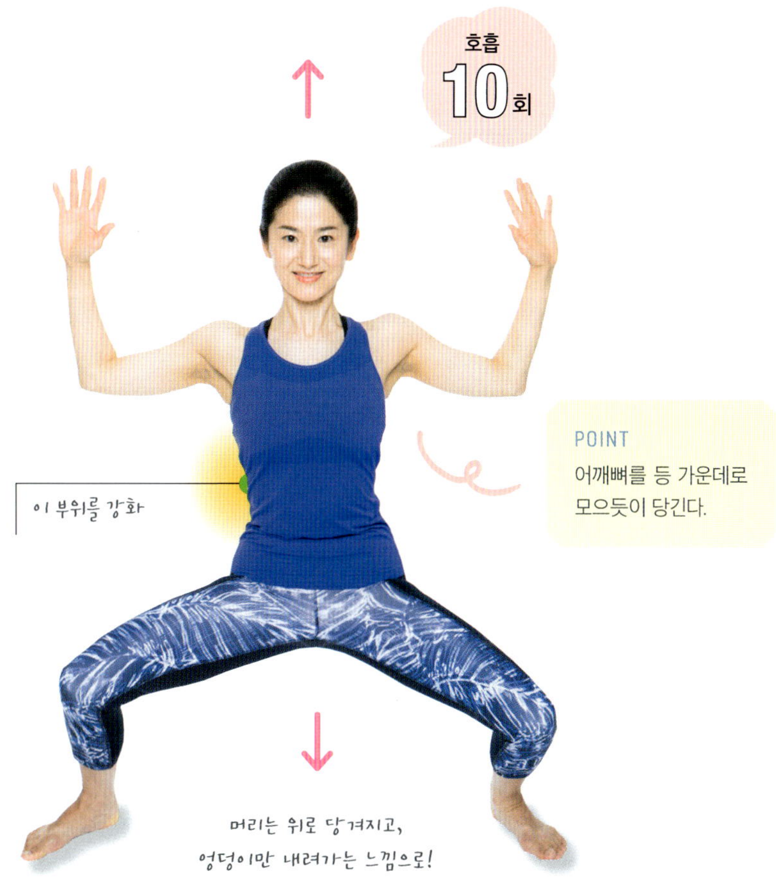

POINT
어깨뼈를 등 가운데로 모으듯이 당긴다.

숨을 내쉬면서 양팔은 바깥으로 벌리고, 제자리에 앉듯이 엉덩이를 내리고 호흡한다. 호흡이 끝나면 숨을 들이마시면서 3번 동작으로 돌아간다.

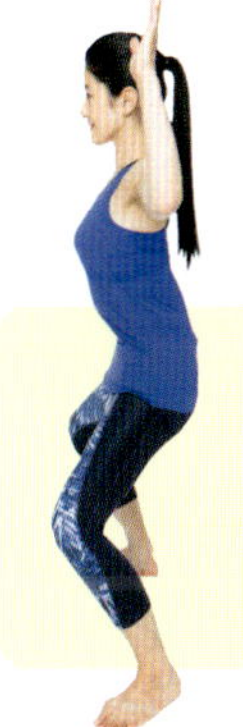

스쿼트 하는 법
무릎이 정면 방향으로 나오면 근력의 활동량이 줄어 무릎을 다치기 쉽다. 엉덩이를 조이고 무릎은 되도록 바깥쪽을 향하게 한다.

수건으로 목과 어깨를 풀어주며 엉덩이 조이기

엉덩이를 강화시키면서 동시에 목과 어깨 통증을 개선해주는 수건 운동이다. 수건을 활용하면 어깨가 뭉쳐 있거나 등 뒤에서 팔을 움직이기 힘든 사람도 부담 없이 뭉친 근육을 풀 수 있다.

1

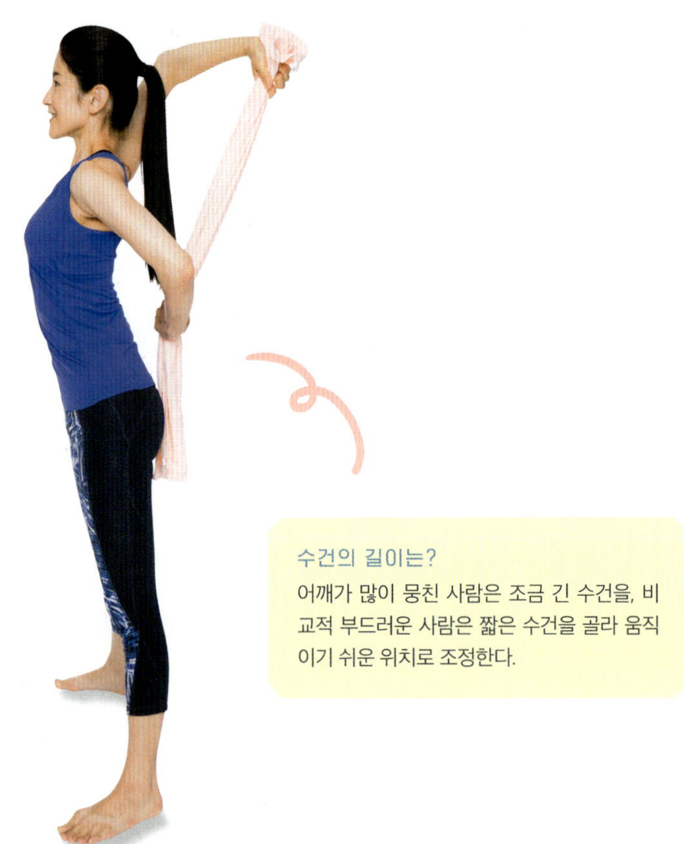

수건의 길이는?
어깨가 많이 뭉친 사람은 조금 긴 수건을, 비교적 부드러운 사람은 짧은 수건을 골라 움직이기 쉬운 위치로 조정한다.

다리를 넓게 벌린 채 등 뒤에서 양손으로 수건을 위아래로 잡고 팽팽하게 만든다. 크게 심호흡을 한 뒤 수건을 등에서 멀리 떨어뜨린다.

권장 엉덩이 유형

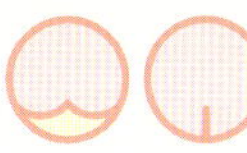
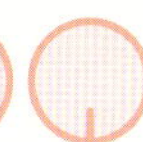
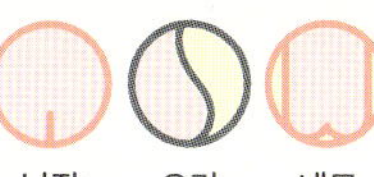

처짐 납작 오리 네모

※ 오리 엉덩이 유형은 상하 동작을 작게 해
허리가 휘지 않도록 배에 신경을 집중하자!

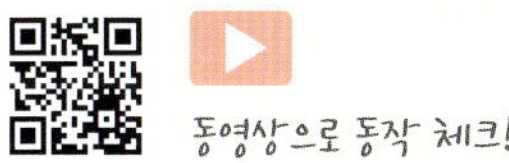

2

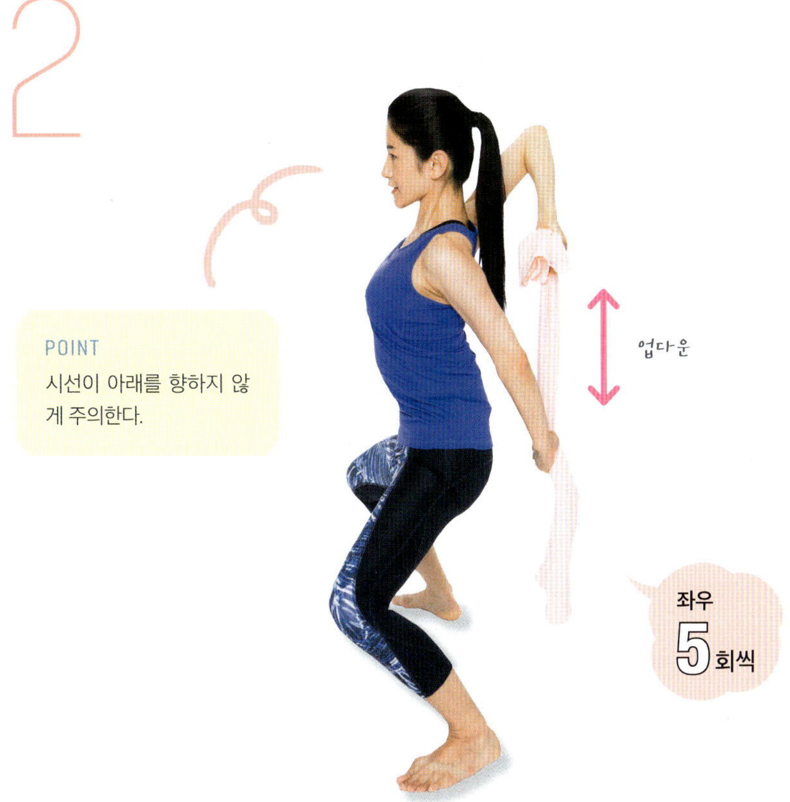

POINT
시선이 아래를 향하지 않게 주의한다.

1번 자세에서 스쿼트를 추가한다. 엉덩이와 수건을 내리면서 숨을 내쉬고, 들이마시면서 제자리로 돌아온다. 반대쪽도 동일하게 실시한다.

3

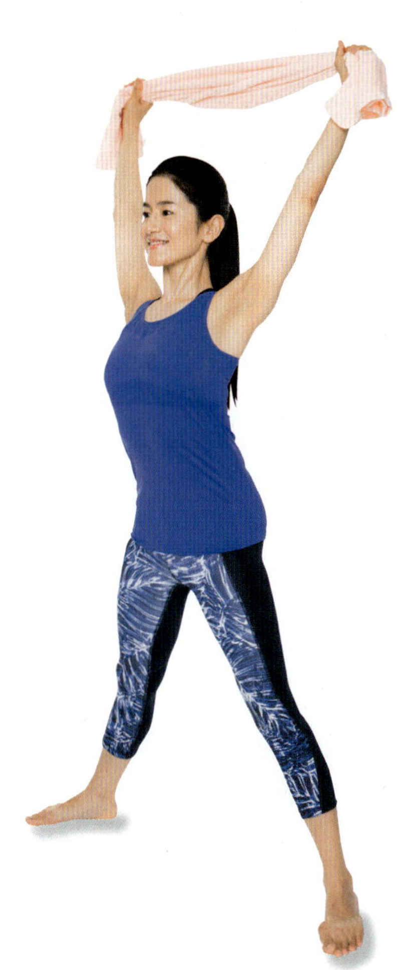

양팔을 머리 위로 뻗어 머리 뒤에서 수건을 좌우로 잡는다.

4

5회
업다운
머리는 위로 당겨지고,
엉덩이만 내려가는
느낌으로!
이 부위를 강화

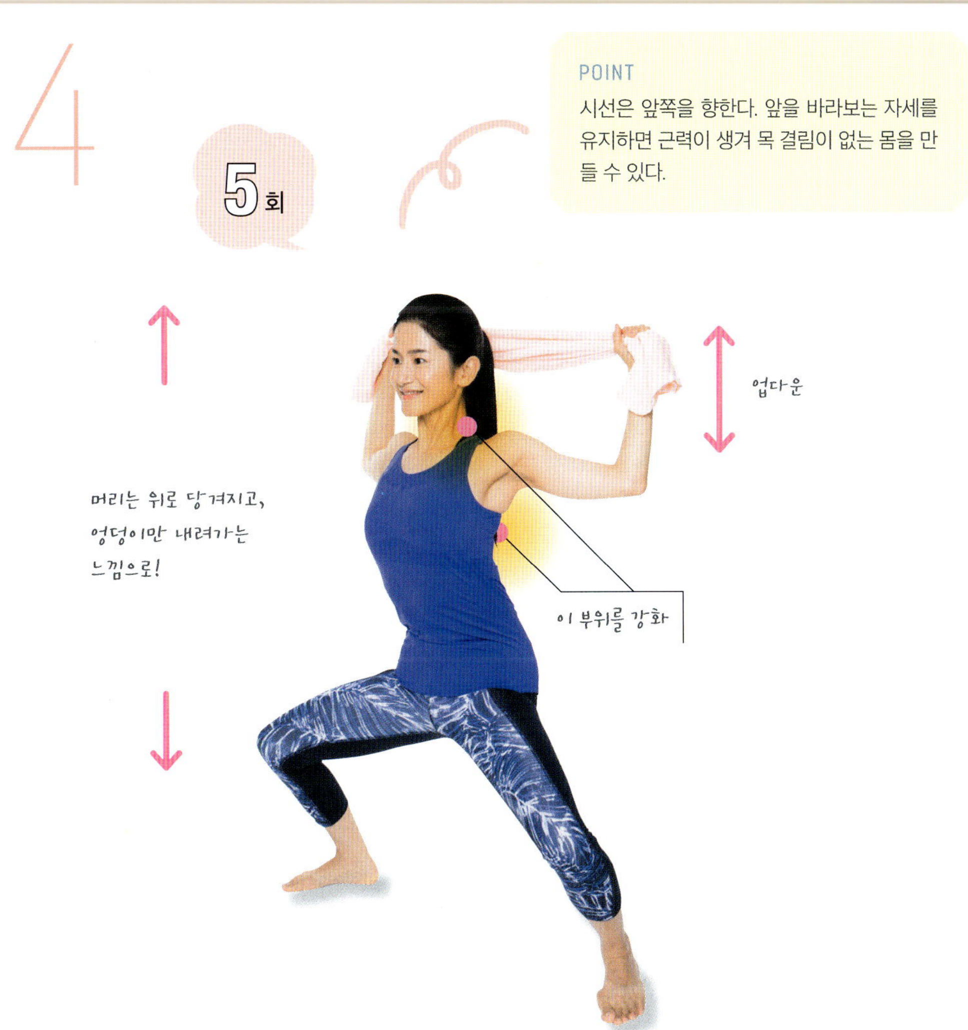

POINT

시선은 앞쪽을 향한다. 앞을 바라보는 자세를 유지하면 근력이 생겨 목 결림이 없는 몸을 만들 수 있다.

3번 자세에서 스쿼트를 추가한다. 엉덩이와 수건을 내리면서 숨을 내쉬고, 들이마시면서 제자리로 돌아온다.

3 허벅지 뒤쪽을 단련하여 복숭아 엉덩이 만들기

허벅지 앞쪽은 물론이고 뒤쪽에도 효과적인 운동으로 봉긋한 엉덩이를 만드는 데 큰 효과가 있다.

1

POINT
엉덩이로 뒤를 미는 느낌으로, 되도록 쭉 내민다.

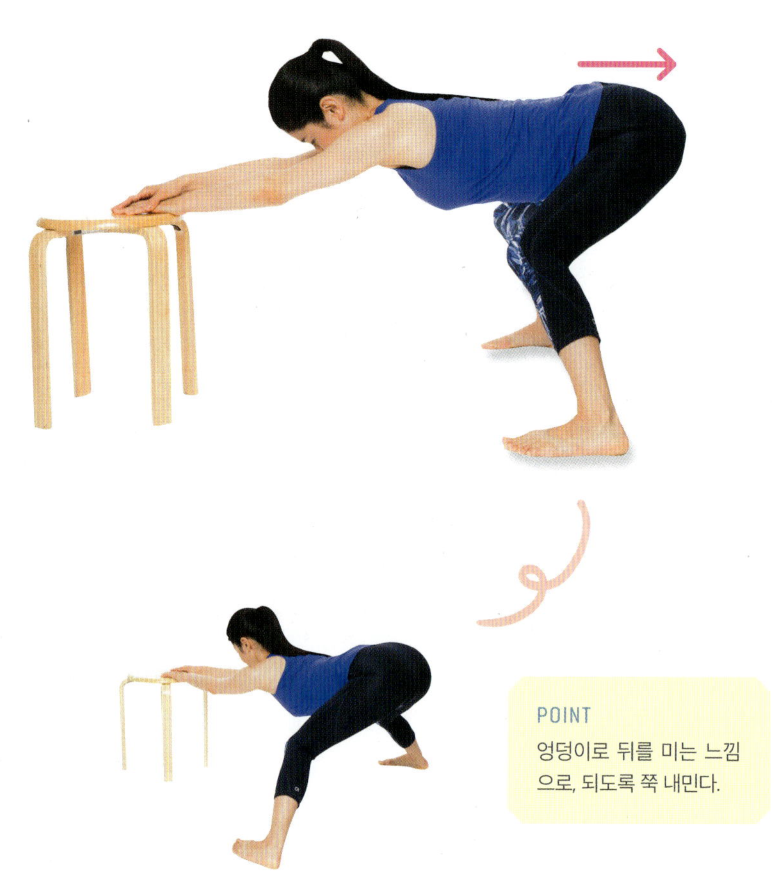

다리를 넓게 벌리고 의자에 양손을 얹는다. 상체를 낮춘 다음 엉덩이를 완전히 뒤로 뺀다.

권장 엉덩이 유형

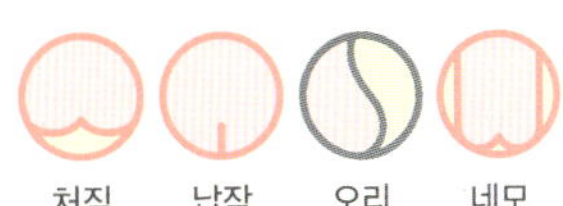

※ 오리 엉덩이 유형은 상하 동작을 작게 해 허리가 휘지 않도록 배에 신경을 집중하자!

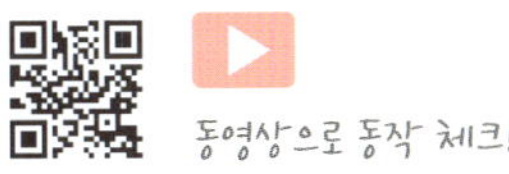

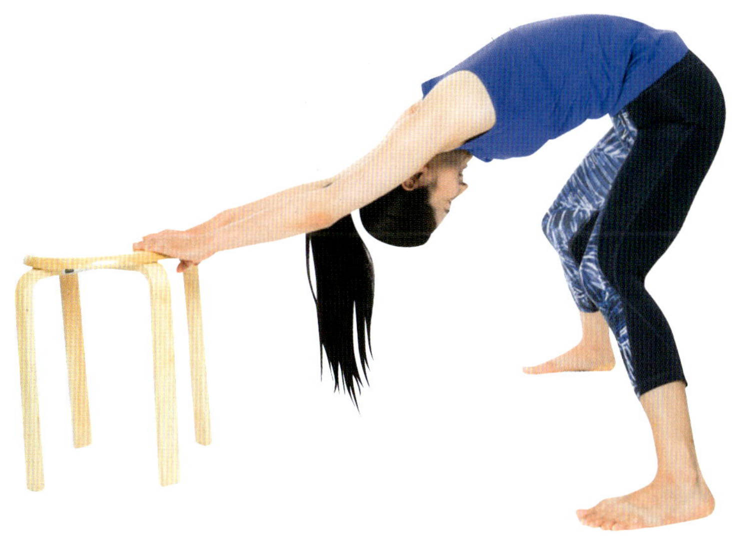

✕

무릎이 안쪽으로 모이지 않게 한다. 등은 구부리지 않고, 목은 곧게 유지한다.

2

이 동작을 쉽게!
힘든 사람은 엉덩이를 든 상태로 움직여도 OK!

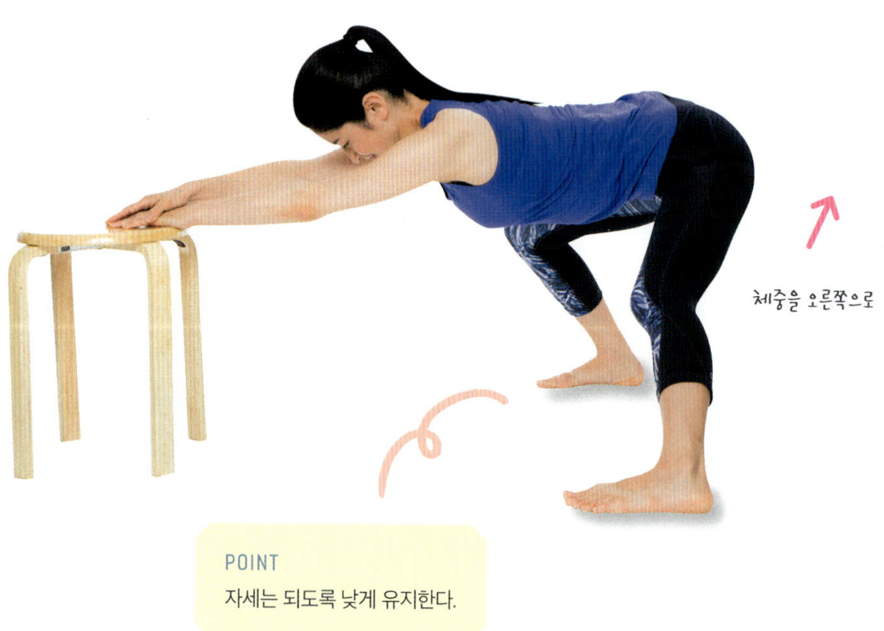

POINT
자세는 되도록 낮게 유지한다.

엉덩이를 뺀 자세에서 오른쪽 다리는 더 구부리고 왼쪽 다리는 펴면서 숨을 내쉰다. 체중을 오른쪽으로 이동시켜 허리와 척추를 완전히 늘인다.

3

좌우
3~5회
왕복
이 부위를 강화
체중을 왼쪽으로

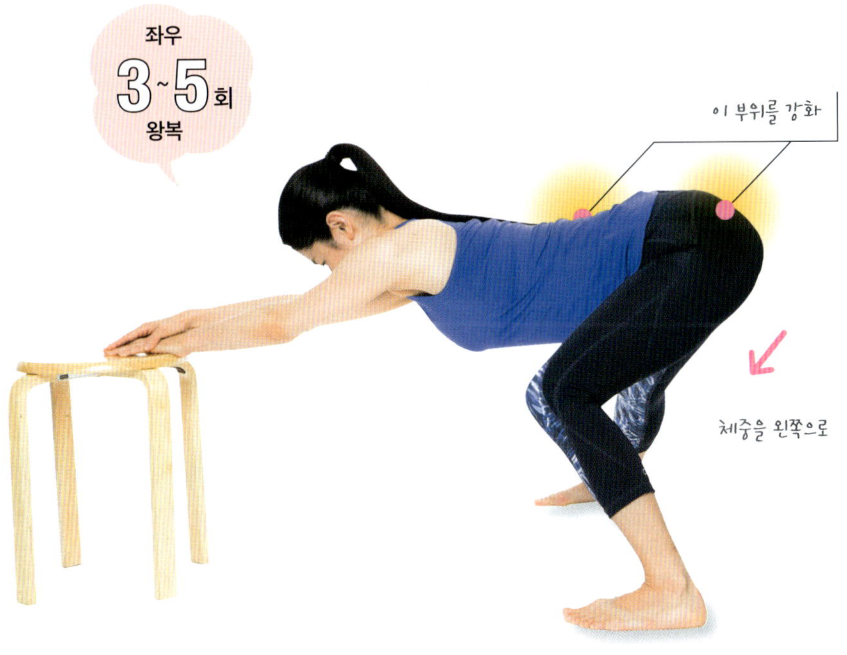

오른쪽과 마찬가지로 왼쪽으로 체중을 이동시켜 허리와 척추를 최대한 늘인다.

3 +상급자용

바닥에 손을 대보자!

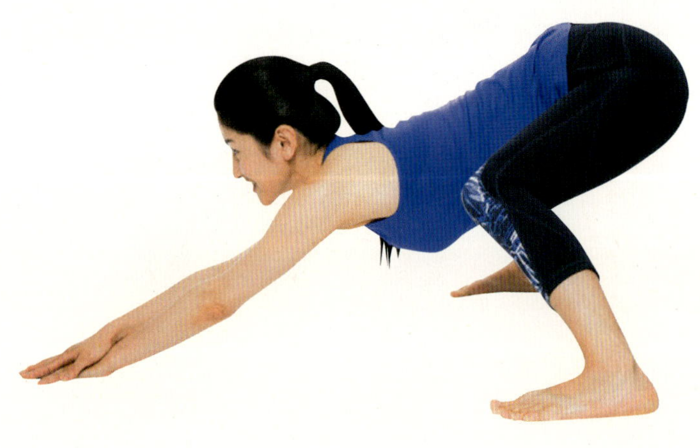

바닥에 양손을 짚고 자세를 낮춰 1~3번과 같은 동작을 실시한다.

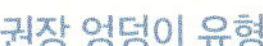

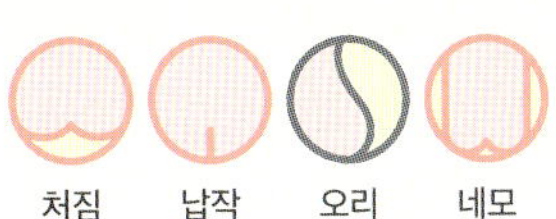

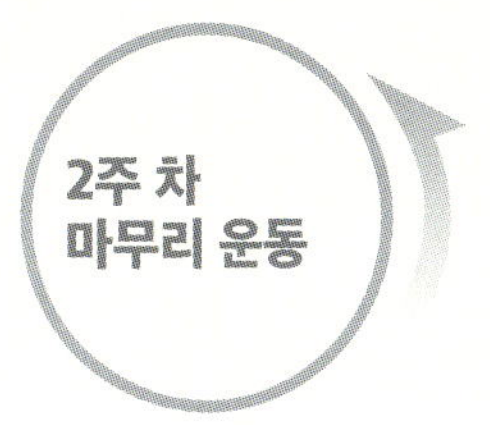

엉덩이와 척추 비틀기

엉덩이 근육을 이완시키고,

척추를 비틀어 허리부터 목까지 풀어주는 운동이다.

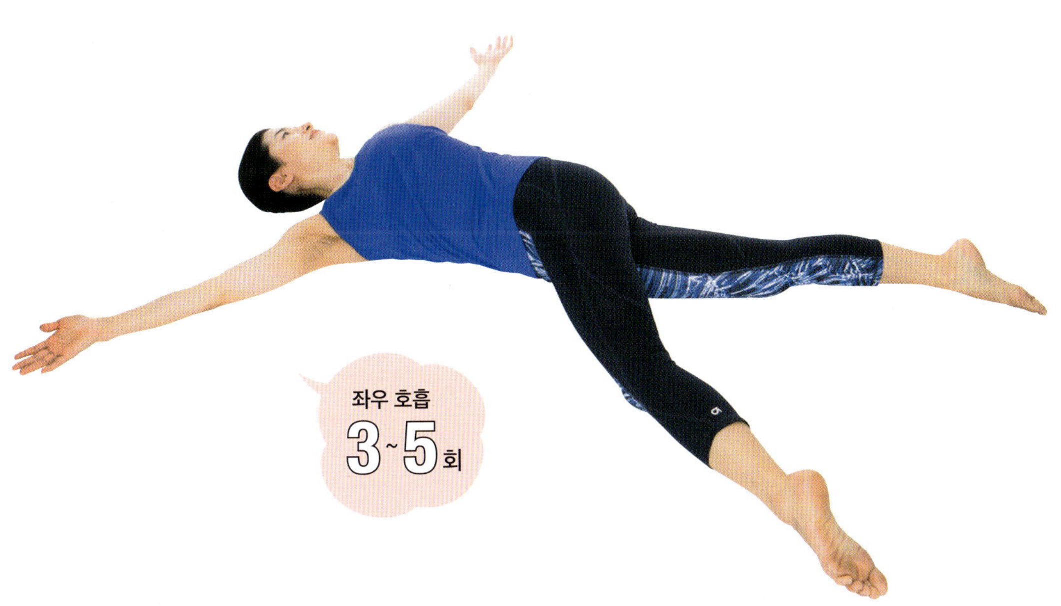

누워서 다리는 어깨너비로, 양팔은 좌우로 나란히 벌린다. 왼쪽 다리를 오른쪽 바닥으로 내리고 고개는 반대 방향으로 돌려 호흡한다. 반대쪽도 동일하게 실시한다.

3주차

요통과 냉증을 개선하는
엉덩이 리셋 다이어트

고관절 주변의 뭉친 근육을 풀어서 요통과 냉증을 해소!

3가지 운동이면 OK!

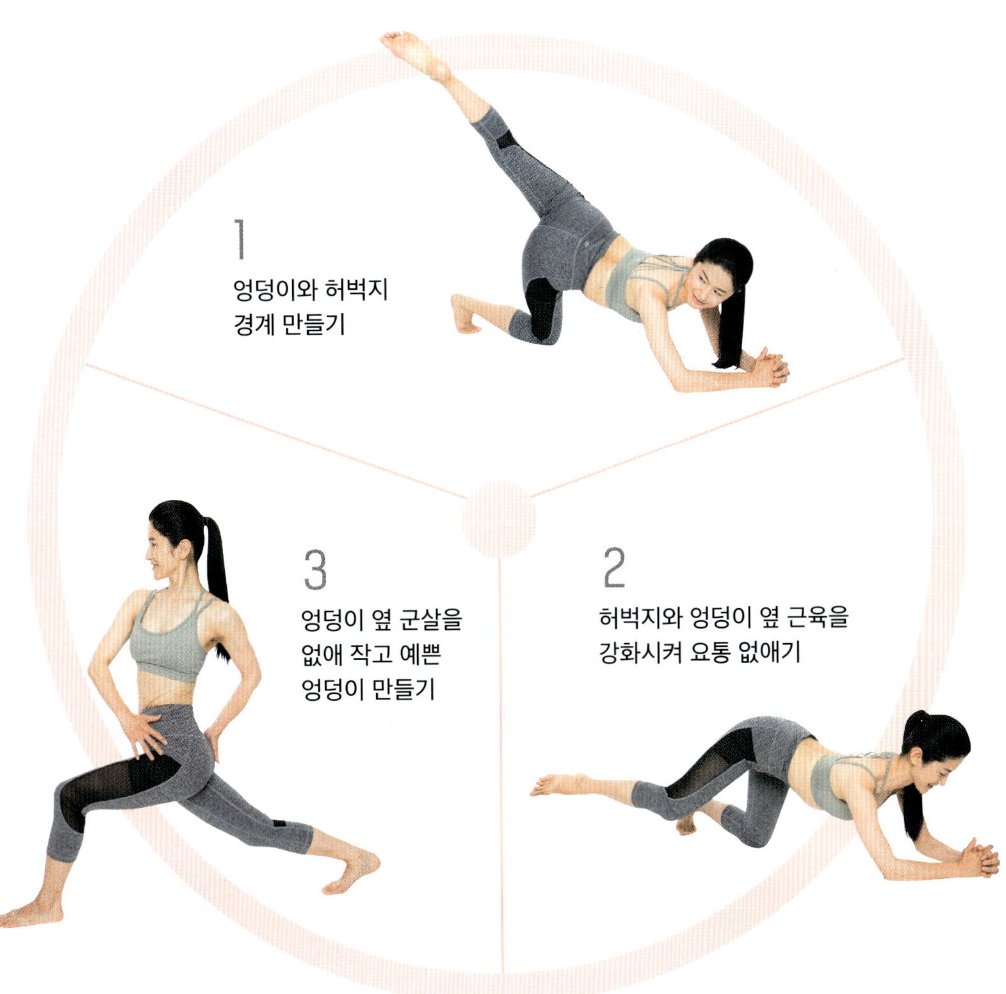

요통과 냉증 개선에 왜 좋을까?

오랫동안 한 자세로 있게 되면 움직이지 않는 근육이 약해져서 각종 이상 증상이 나타난다. 예를 들어, 계속 서 있는 사람은 허리가 휘어 요통이 생기기 쉽고, 이를 커버하듯 배가 나온다. 또 엉덩이와 허벅지 옆에 지방이 붙어 부해 보인다. 반대로 앉아만 있는 사람은 좌골 신경통에 걸리기 쉬우며, 허리에서 발끝까지 저리고 묵직함을 느낀다.

엉덩이에 있는 엉치뼈(천골) 주변에는 신장과 자궁 등 중요한 장기들이 있는데, 한 자세로만 있으면 근육이 뭉쳐 해당 장기에 통증과 무게감을 느끼게 된다. 또 엉치뼈는 납작한 형태라서 주변 근육을 움직여주지 않으면 혈액 순환이 잘 되지 않아서 금세 몸이 차가워진다. 따라서 3주 차에는 움직일 기회가 적은 엉치뼈를 포함해 고관절 주변 근육을 풀어준다.

'엉덩이 리셋 다이어트'로 관리하면 여성 호르몬의 기능이 향상되어 여성 특유의 고민도 함께 개선된다.

평소 잘 사용하지 않는 고관절 주변 근육이 강화되면
살이 빠지고 요통과 냉증이 개선된다!

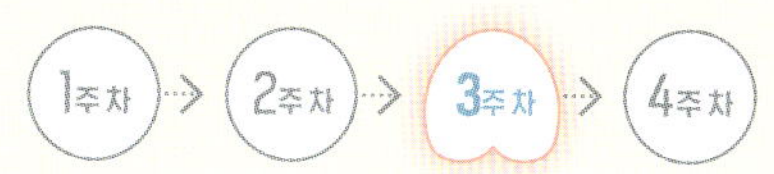

3주 차에는 이런 효과가!

★ 다리가 길어 보인다

허벅지 뒤쪽 근육과 엉덩이를 단련하면 처진 엉덩이가 봉긋하게 올라가고, 다리와 엉덩이의 경계선이 생겨 다리가 길어 보인다. 또 다리 자체도 가늘어지고 허벅지 옆 라인이 예뻐진다.

★ 좌골 신경통이 개선된다

엉덩이 심층근에는 굵은 신경이 지나간다. 따라서 골반과 허벅지 뼈가 옆으로 벌어지면 신경과 가까운 엉덩이 근육이 딱딱하게 굳어 좌골 신경통의 원인이 된다. 딱딱해진 근육을 움직이면 혈액 순환이 좋아져 통증 개선을 기대할 수 있다.

★ 요통이 예방된다

몸의 토대에 해당하는 엉덩이를 비롯해 상체를 받치는 근육을 단련하면 등과 허리가 탄탄해져 요통 예방에 도움을 준다.

1 엉덩이와 허벅지 경계 만들기

엉덩이와 허벅지의 경계를 만들어주고, 엉덩이와 함께 복부와 허리, 등까지 단련되어 요통을 예방한다.

이 부위를 강화
등은 뒤쪽으로 늘인다
천천히
2회 왕복
손은 조금 앞으로

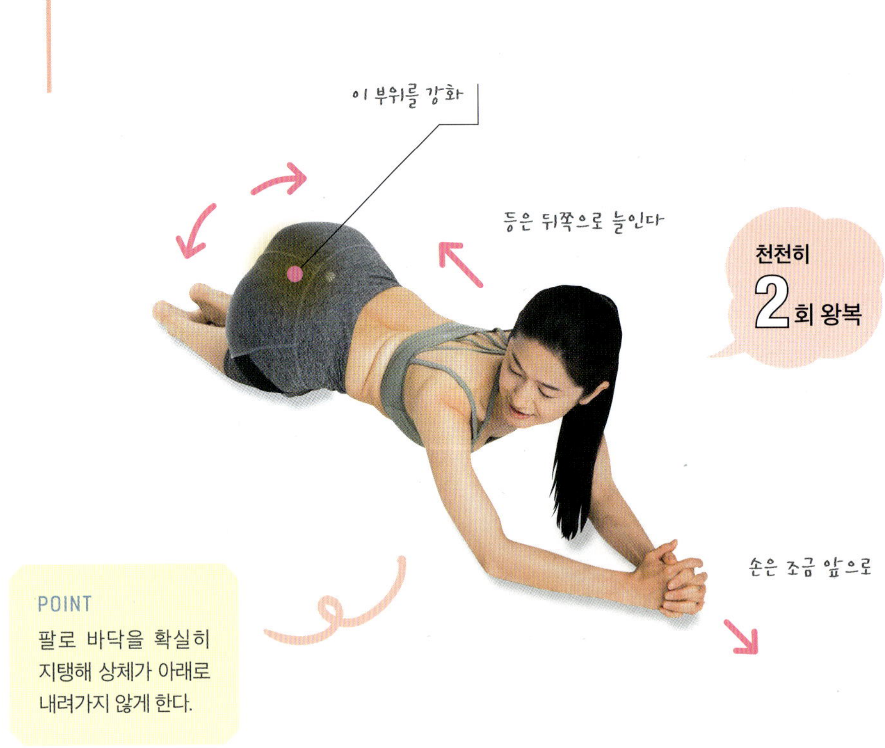

POINT
팔로 바닥을 확실히 지탱해 상체가 아래로 내려가지 않게 한다.

팔꿈치와 무릎을 바닥에 대고 엎드린 자세로, 엉덩이를 옆으로 기울이며 숨을 내쉰다. 시선은 기울이는 방향의 엉덩이를 바라본다. 반대쪽도 동일하게 실시한다.

권장 엉덩이 유형

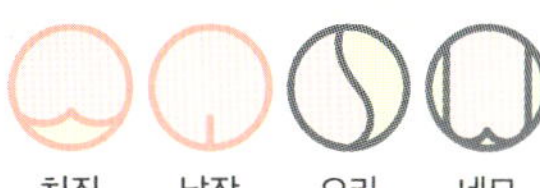

※ 오리 엉덩이 유형은 다리를 올렸을 때 등이 휘기 쉬우므로 주의하자.
※ 네모 엉덩이 유형은 많이 힘들면 다리를 낮춰서 해보자.

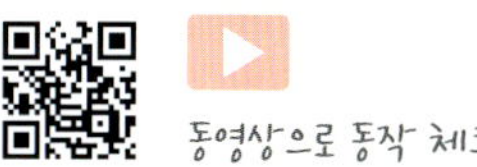

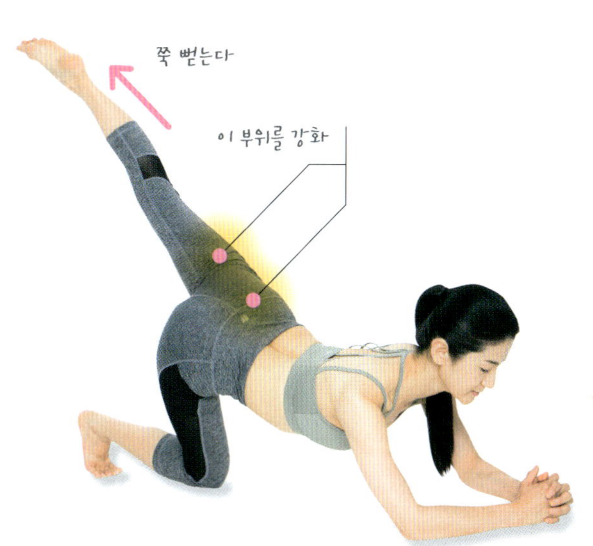

2

엎드린 자세로 돌아와 한쪽 다리를 밀어 올려 되도록 멀리 뻗는다. 시선은 손을 바라보며 호흡한다.

호흡 3~5회

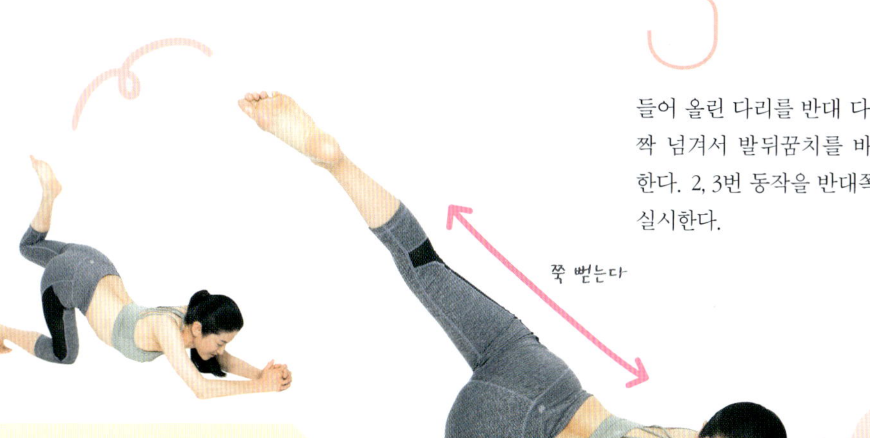

3

들어 올린 다리를 반대 다리 쪽으로 살짝 넘겨서 발뒤꿈치를 바라보며 호흡한다. 2, 3번 동작을 반대쪽도 동일하게 실시한다.

호흡 3~5회

이 동작을 쉽게!

무릎을 굽혀 낮은 위치에서 해도 OK! 중심이 앞으로 쏠리면 어깨에 부담이 가므로 중심은 뒤쪽으로 놓는다.

허벅지와 엉덩이 옆 근육을 강화시켜 요통 없애기

허벅지와 엉덩이 옆 근육을 단련시키는 운동으로 허벅지 옆에 붙은 군살을 빼는 데 효과적이다.

POINT
등이 처지거나 어깨가 올라가지 않게 주의한다.
머리는 가운데에 오도록 한다.

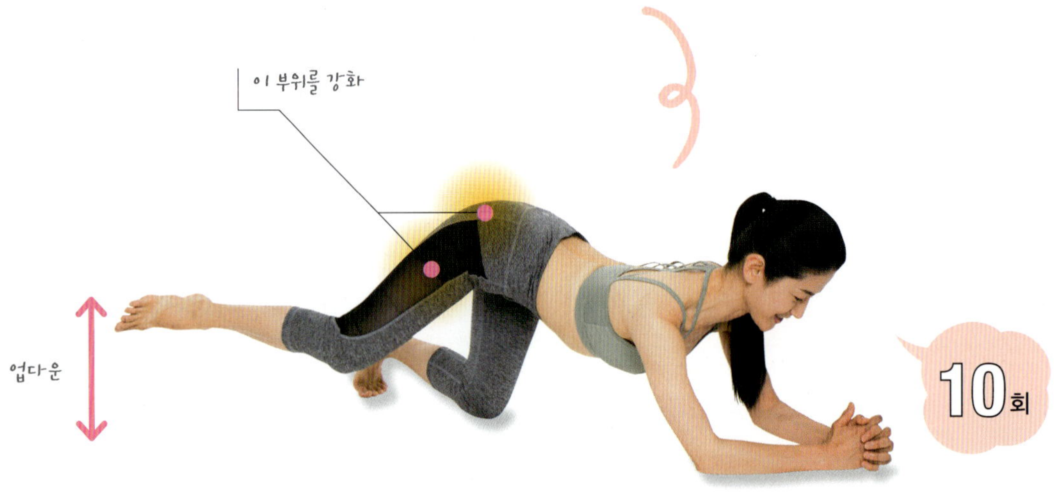

팔꿈치와 무릎을 바닥에 대고 엎드린다. 한쪽 다리를 옆으로 들어 올리면서 숨을 내쉬고, 들이마시며 내린다.

권장 엉덩이 유형

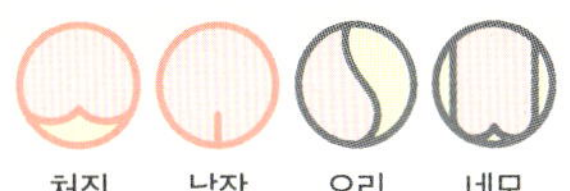

※ 오리 엉덩이 유형은 다리를 올렸을 때 등이 휘기 쉬우므로 주의하자.
※ 네모 엉덩이 유형은 많이 힘들면 다리를 낮춰서 해보자.

동영상으로 동작 체크!

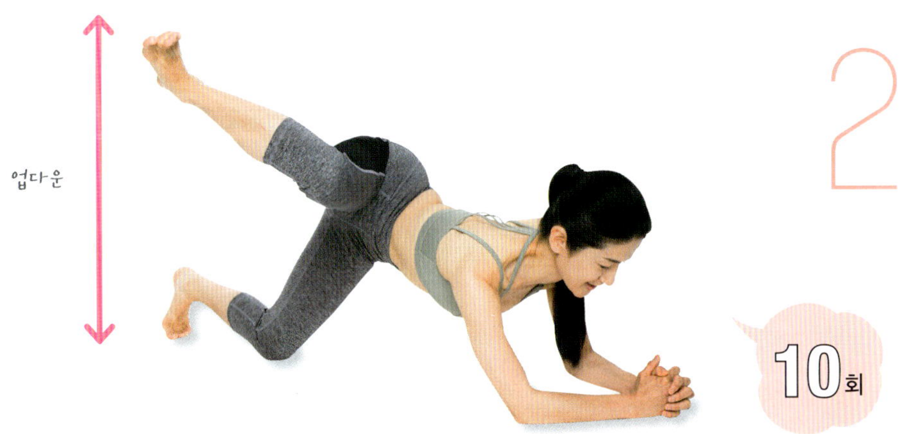

숨을 내쉬면서 다리를 엉덩이 높이보다 좀 더 높이 들어 올리고, 들이마시며 내린다. 1, 2번 동작을 반대쪽도 동일하게 실시한다.

2 +상급자용

팔을 펴보자!

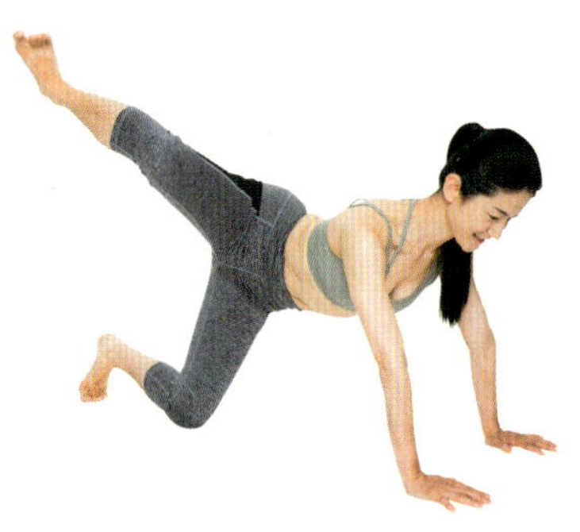

5회

엎드린 자세에서 팔꿈치를 쭉 펴고 2번처럼 다리를 옆으로 들어 올렸다 내린다. 반대쪽도 동일하게 실시한다.

3 엉덩이 옆 군살을 없애 작고 예쁜 엉덩이 만들기

허벅지 뒤쪽과 엉덩이를 강화시키는 운동으로 엉덩이 양옆에 붙은 군살을 없애고, 힙업에 효과가 좋아서 작고 예쁜 엉덩이를 만들어준다.

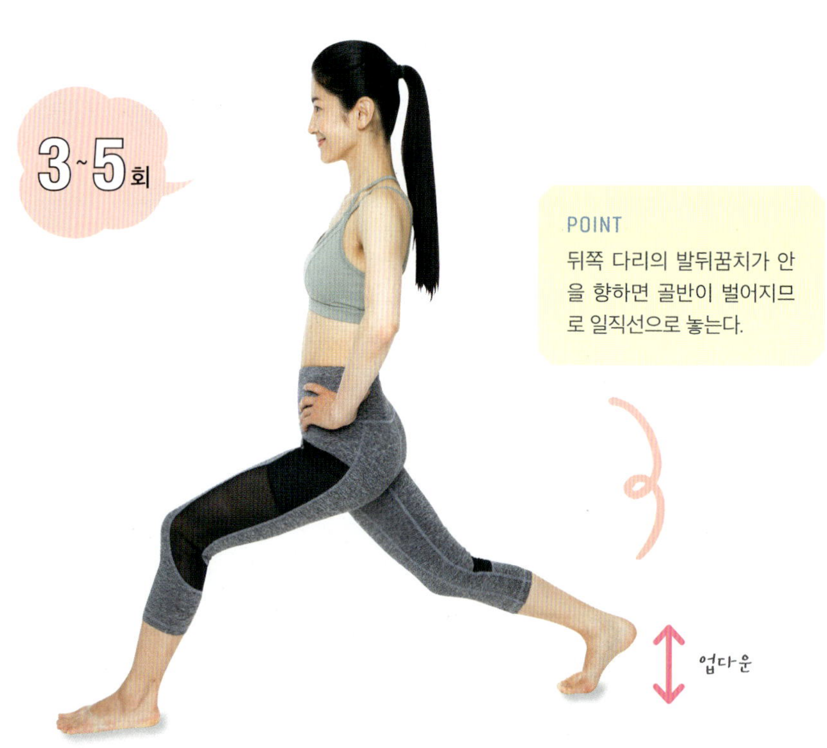

POINT
뒤쪽 다리의 발뒤꿈치가 안을 향하면 골반이 벌어지므로 일직선으로 놓는다.

다리를 앞뒤로 넓게 벌리고 발끝은 앞을 향하게 놓는다. 숨을 들이마시면서 뒤쪽 다리의 발뒤꿈치를 올리고, 내쉬면서 내려놓는다. 골반은 정면을 향한 채 좌우 평행하게 유지한다.

권장 엉덩이 유형

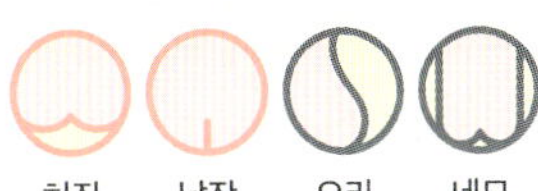

※ 오리 엉덩이 유형은 다리를 올렸을 때 등이 휘기 쉬우므로 주의하자.
※ 네모 엉덩이 유형은 많이 힘들면 다리를 조금만 벌리고 해보자.

동영상으로 동작 체크!

2

10회

POINT
등이 구부러지지 않게 주의한다.

비튼다

업다운

이 부위를 강화

1번 자세에서 상체를 비틀어 오른손은 왼쪽 허리를, 왼손은 오른쪽 엉덩이에 갖다 댄다. 정면을 바라보며 숨을 내쉬면서 허리를 아래로 내리고, 들이마시면서 제자리로 돌아온다.

3

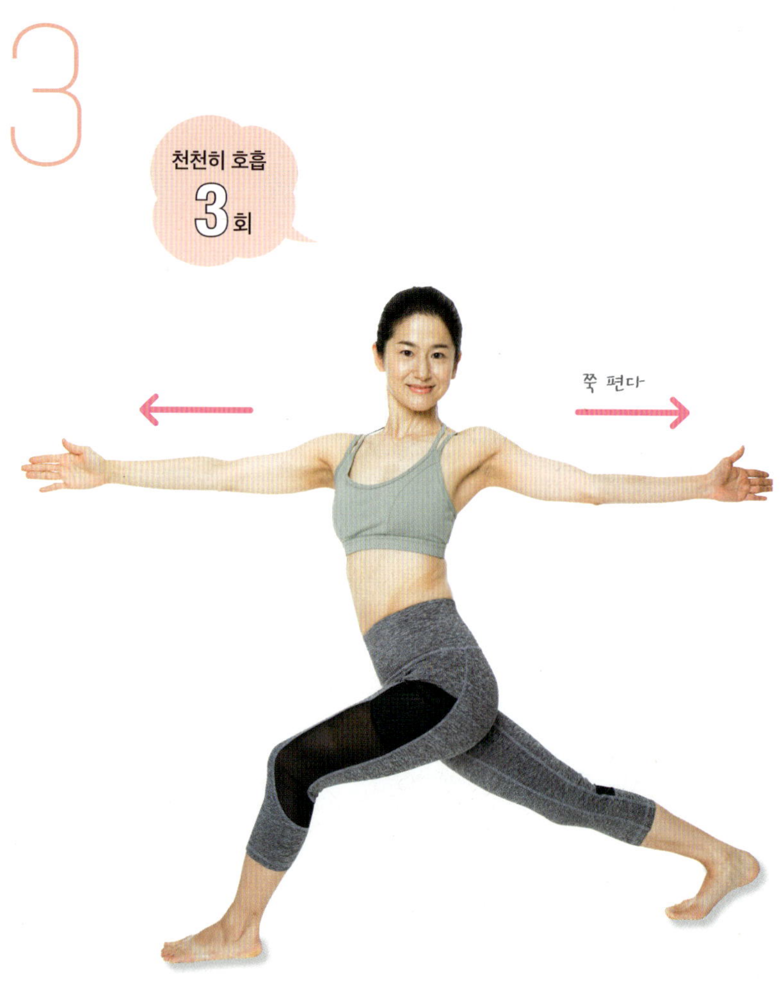

2번의 허리를 아래로 내린 자세에서 팔을 바닥과 평행하게 벌린다. 시선은 옆을 향하고, 복부를 꽉 조이며 호흡한다. 1~3번까지 반대쪽도 동일하게 실시한다.

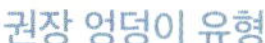

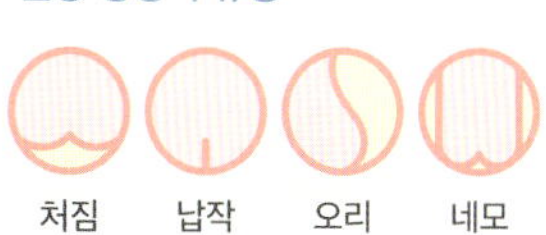

엉덩이와 허벅지 옆쪽 늘이기

엉덩이 옆 근육을 강화하는 동작이 많았으므로,
몸의 옆쪽을 늘여 근육을 완화해주는 스트레칭을 실시한다.

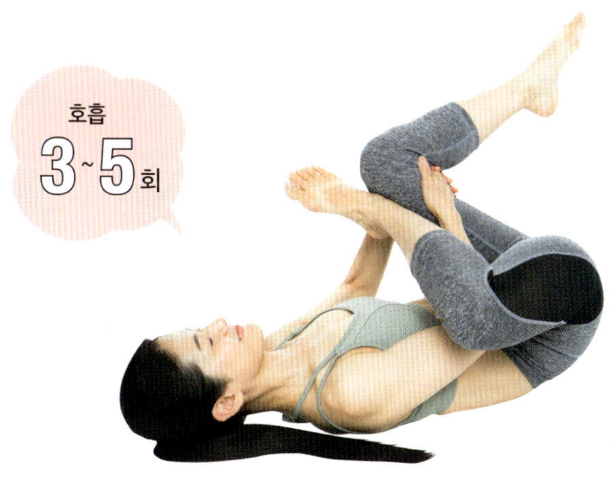

누워서 한쪽 다리의 발뒤꿈치를 반대편 다리 무릎 가까이에 올린다. 팔은 아래쪽 다리의 허벅지를 끌어안고, 허리는 바닥을 누르는 느낌으로 호흡한다. 반대쪽도 동일하게 실시한다.

4주 차

뱃살과 하체 비만을 개선하는
엉덩이 리셋 다이어트

하체에 있는 큰 근육을 단련해서 뱃살과 하체 비만 해소!

3가지 운동이면 OK!

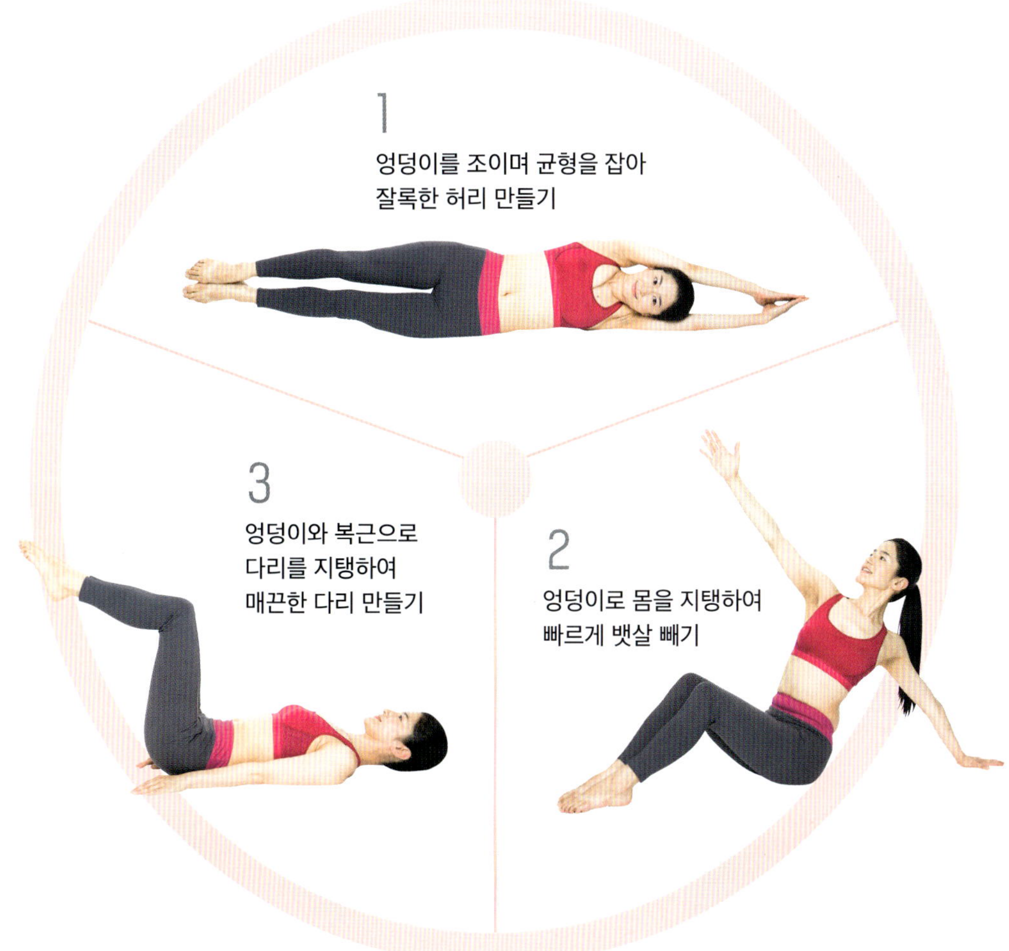

뱃살과 하체 비만 개선에 왜 좋을까?

하체에는 큰 근육이 집중되어 있지만, 현대인의 편리한 생활 때문에 일상적으로는 잘 사용되지 않는다. 의식적으로 하체 트레이닝을 하면 전신의 지방을 효과적으로 연소시킬 수 있다. 4주 차에서 하는 다리를 옆으로 드는 운동은 엉덩이 옆 근육을 단련해 몸의 축을 안정시키는 힘을 길러준다.

체간력이 약해 몸의 중심축이 흔들리면 지방이 잘 붙는다. 또 흔들리는 중심축을 커버하듯 허리가 휘고 배가 나온다. 골반이 앞으로 기울어져 있으면 배가 나오고, 그러면 복근의 힘을 사용하기 힘들기 때문에 하체 비만의 원인이 된다. 골반이 뒤로 기울어진 경우도 등이 새우등처럼 굽어 복근의 힘이 약해진다.

4주 차에는 하반신 전체의 근육을 단련해 지방을 연소시키고 골반을 바로 세워 복부 비만을 개선하고, 하체도 예쁘게 만들어준다.

엉덩이 옆 근육을 단련하면

몸의 중심축이 안정되어 하체 비만이 해소된다!

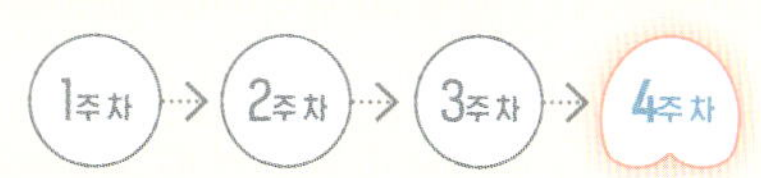

4주 차에는 이런 효과가!

★ 뱃살이 쏙 들어간다

골반이 앞이나 뒤로 기울어져 자세가 바르지 못하면 복근이 느슨해져 뱃살이 붙는다. 엉덩이 안쪽 근육을 단련하면 골반을 바로 세우는 힘이 생겨 뱃살이 저절로 빠진다.

★ 허리가 잘록해진다

허리를 잘록하게 만들려면 배 앞부터 뒤까지 비스듬하게 이어진 근육과 등, 엉덩이 근육을 단련해야 한다. 4주 차 운동은 이 근육들 주변의 지방을 연소시켜 허리를 잘록하게 만들어준다.

★ 하체 비만이 개선된다

허벅지 뼈가 옆으로 튀어나온 사람은 혈액 순환이 원활하지 않아 몸이 잘 붓는다. 또 몸이 금세 차가워져 지방을 축적하기 때문에 하체 비만이 될 가능성이 높다. 엉덩이와 허벅지를 단련하면 하체 비만이 개선된다.

엉덩이를 조이며 균형을 잡아 잘록한 허리 만들기

엉덩이를 조이며 누워서 균형을 잡는 운동으로 복근을 유지하는 힘과 균형감이 필요하다. 허리를 잘록하게 만들고 뱃살을 빼는 데 효과가 탁월하다.

POINT
허리가 휘거나 다리가 뒤쪽으
로 올라가지 않게 주의한다.
천천히 호흡
3~5회
이 부위를 강화

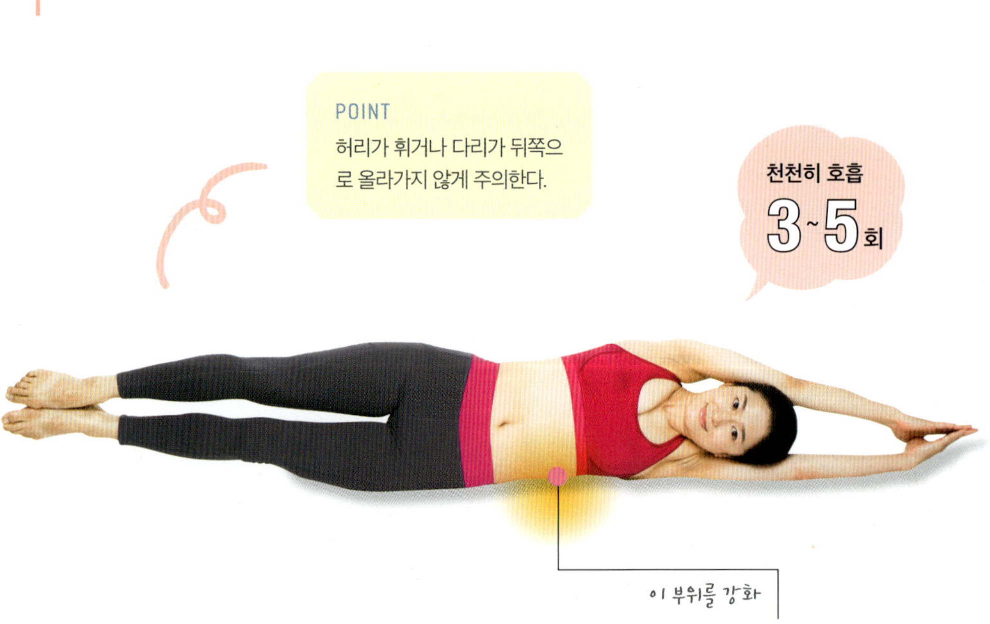

옆으로 누워 손발을 일직선으로 뻗고, 골반이 바닥과 수직이 되게 한다. 양발을 가지런히 모아서 바닥에서 띄우고 엉덩이를 꽉 조인 상태에서 배의 힘으로 자세를 유지하며 호흡한다.

권장 엉덩이 유형

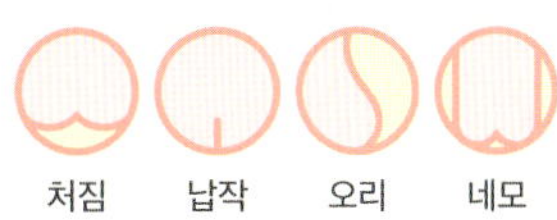

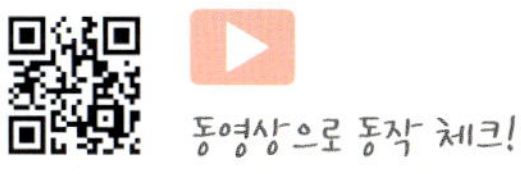

2

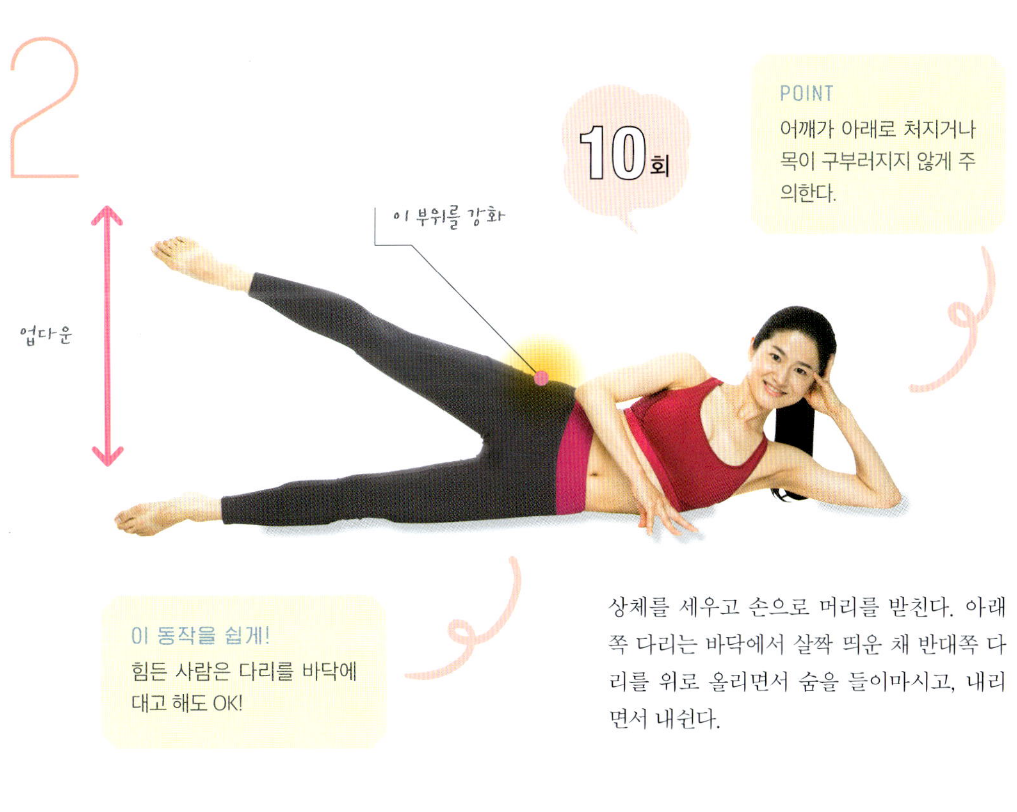

POINT
어깨가 아래로 처지거나 목이 구부러지지 않게 주의한다.

이 동작을 쉽게!
힘든 사람은 다리를 바닥에 대고 해도 OK!

상체를 세우고 손으로 머리를 받친다. 아래쪽 다리는 바닥에서 살짝 띄운 채 반대쪽 다리를 위로 올리면서 숨을 들이마시고, 내리면서 내쉰다.

3

2번 자세에서 무릎을 구부려 근육을 이완시킨 뒤, 숨을 들이마시면서 무릎을 편다. 1~3번까지 반대쪽도 동일하게 실시한다.

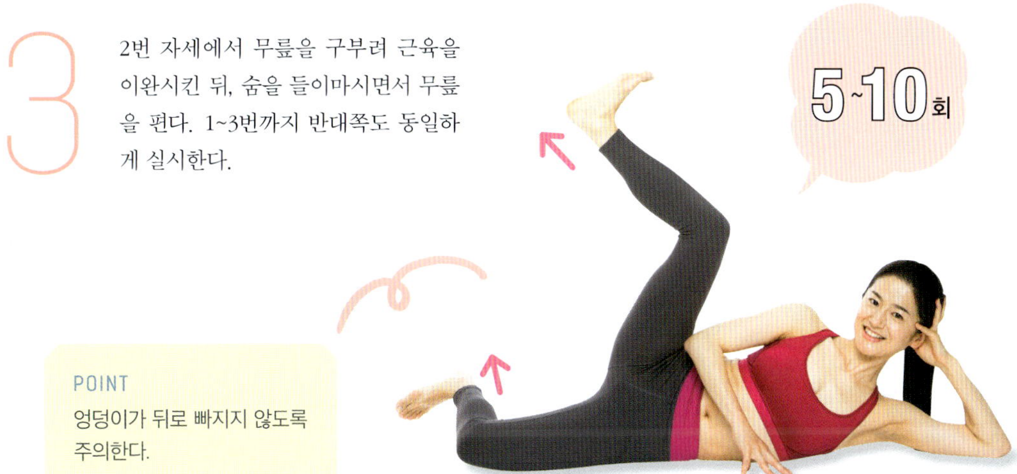

POINT
엉덩이가 뒤로 빠지지 않도록 주의한다.

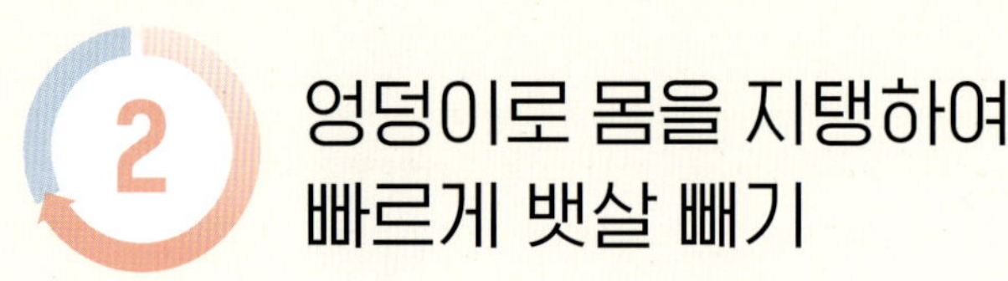

2 엉덩이로 몸을 지탱하여 빠르게 뱃살 빼기

몸 비틀기 운동으로 배 옆 복사근부터 등 전체를 비롯해 체간까지 단련한다.

호흡
3~5회
위쪽에서 잡아당기는 느낌으로
90°

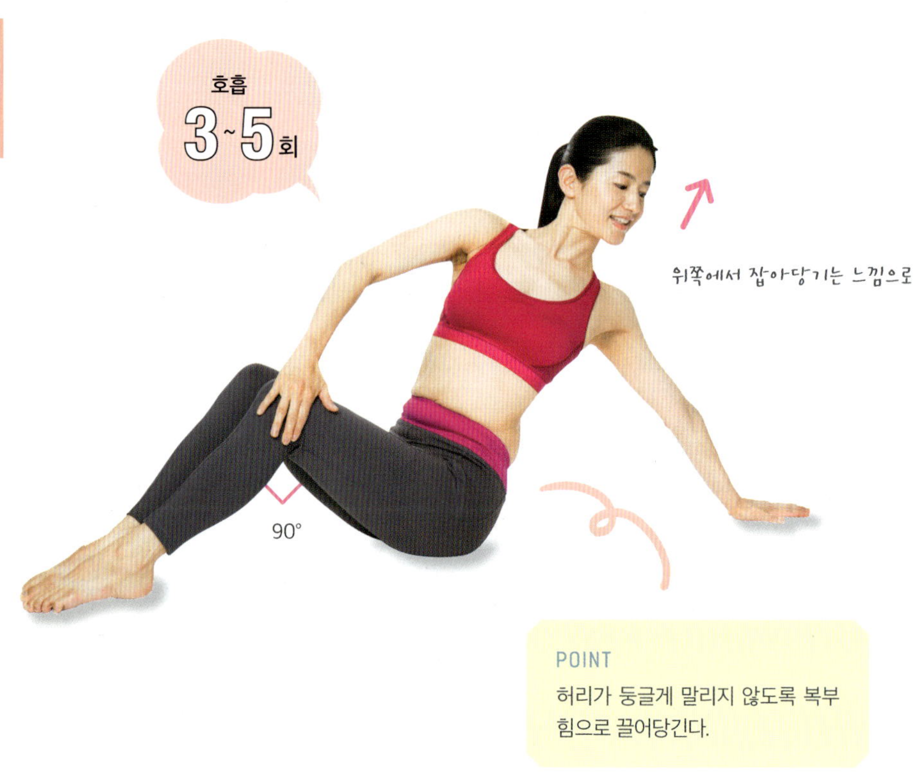

POINT
허리가 둥글게 말리지 않도록 복부 힘으로 끌어당긴다.

무릎을 90°로 세워 앉은 다음, 오른손으로 왼쪽 무릎을 받치고 몸을 뒤쪽으로 일직선이 되게 기울인다. 허리가 한계에 달해 구부러질 것 같을 때, 왼손을 바닥 뒤쪽에 짚고 몸을 비틀며 호흡한다.

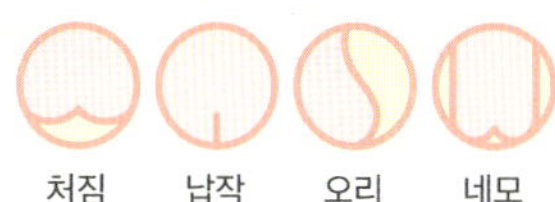

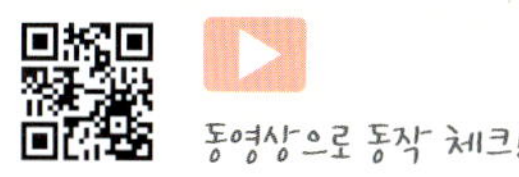

2

오른손을 위로 뻗어 양팔이 일직선이 되도록 한다. 시선은 오른손을 바라보며 숨을 들이마신다.

POINT
어깨가 올라가지 않게 어깨뼈를 밑에서 당기는 느낌으로 한다.

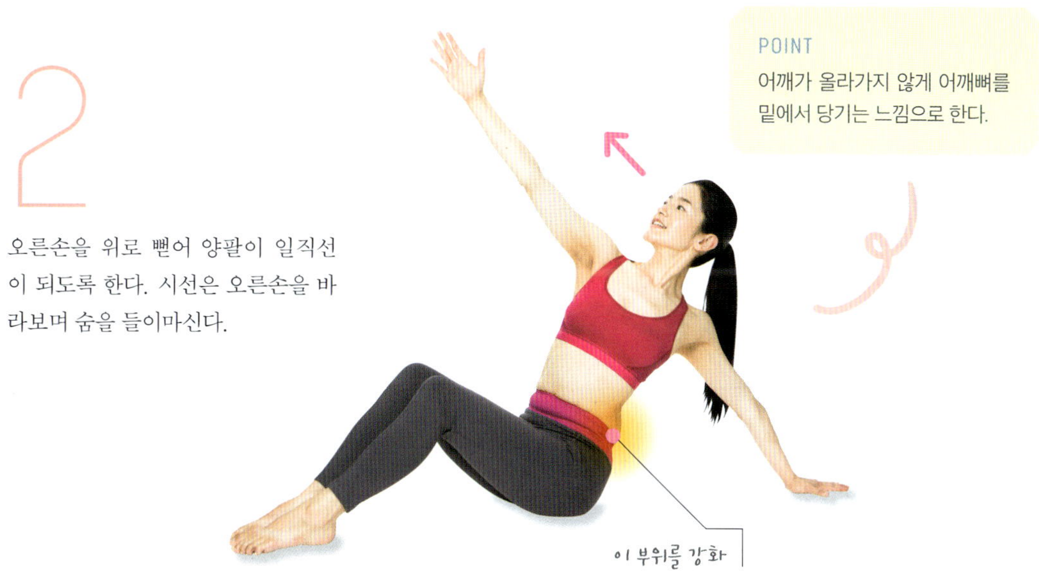

3

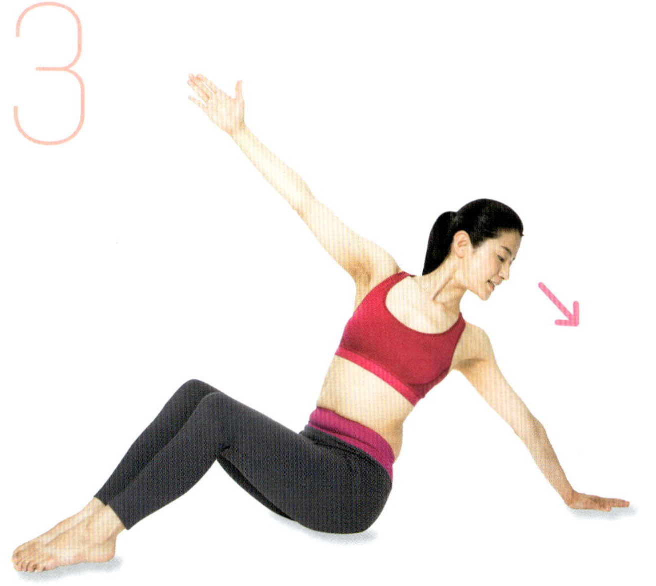

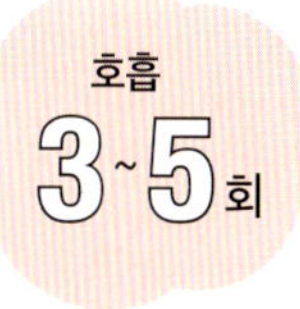

숨을 들이마시면서 시선을 위로, 내쉬면서 시선을 아래로!

왼손을 보면서 숨을 내쉰다. 2, 3번 동작을 천천히 하며 호흡한다. 1~3번까지 반대쪽도 동일하게 실시한다.

3 엉덩이와 복근으로 다리를 지탱하여 매끈한 다리 만들기

다리를 추로 사용해 하체를 날씬하게 하고 복부 근육을 단련하는 운동으로 다리를 멀리 쭉 뻗는 느낌으로 움직인다.

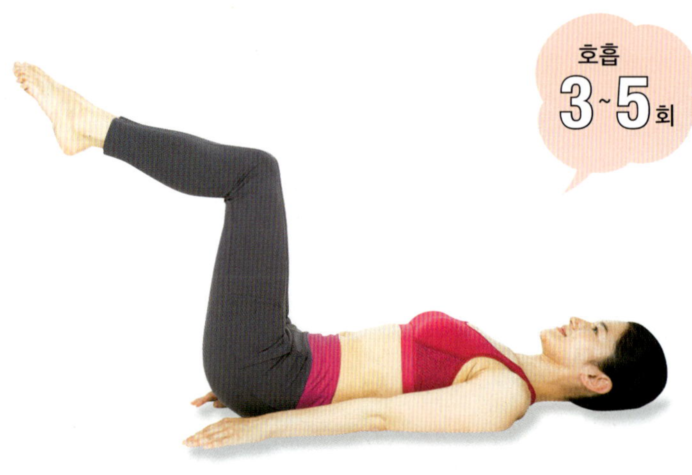

누워서 무릎을 구부리고 다리를 들어 올린다. 팔과 어깨가 뜨지 않게 등을 바닥에 붙이고, 상체를 안정시킨다. 아랫배를 옴폭 들어가게 한 채 호흡한다.

권장 엉덩이 유형

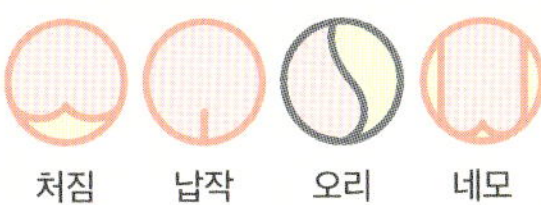

※ 오리 엉덩이 유형은 움직임을 작게 해 허리가 휘지 않도록 주의하자.

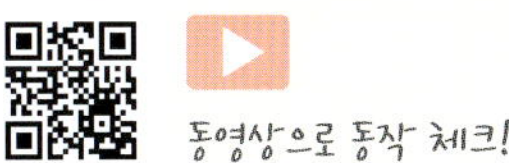

2

3~5회

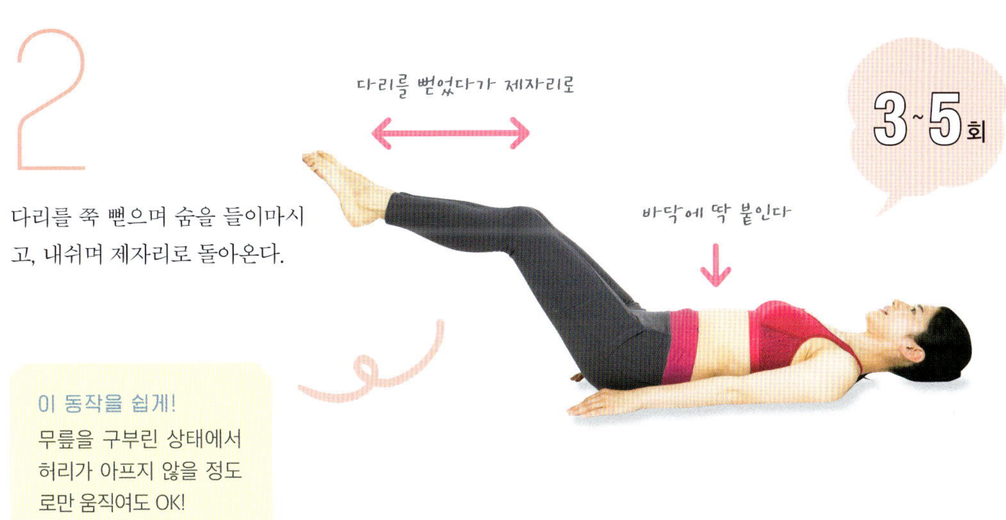

다리를 쭉 뻗으며 숨을 들이마시고, 내쉬며 제자리로 돌아온다.

이 동작을 쉽게!

무릎을 구부린 상태에서 허리가 아프지 않을 정도로만 움직여도 OK!

3

5~10회

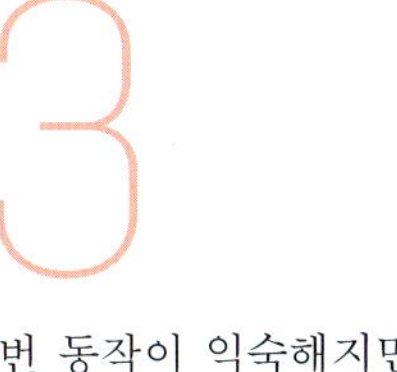

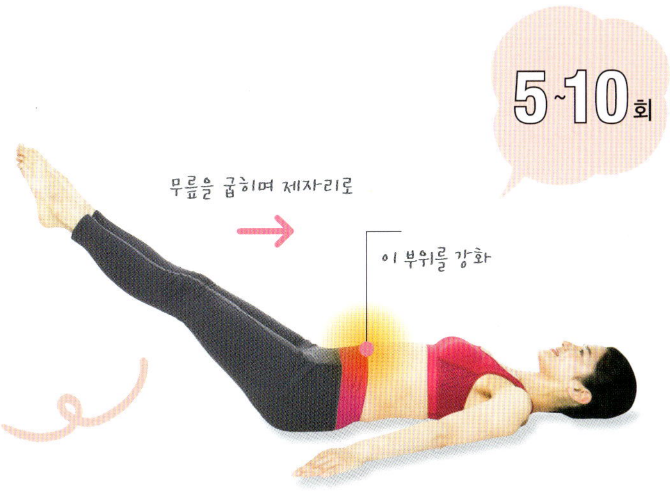

2번 동작이 익숙해지면 무릎을 펴서 위로 쭉 뻗었다가 내리면서 무릎을 굽혀 제자리로 돌아온다.

POINT

무릎을 편 상태에서 제자리로 돌아오면 복근을 더 강화시킬 수 있다.

3 +상급자용

엉덩이를 들자!

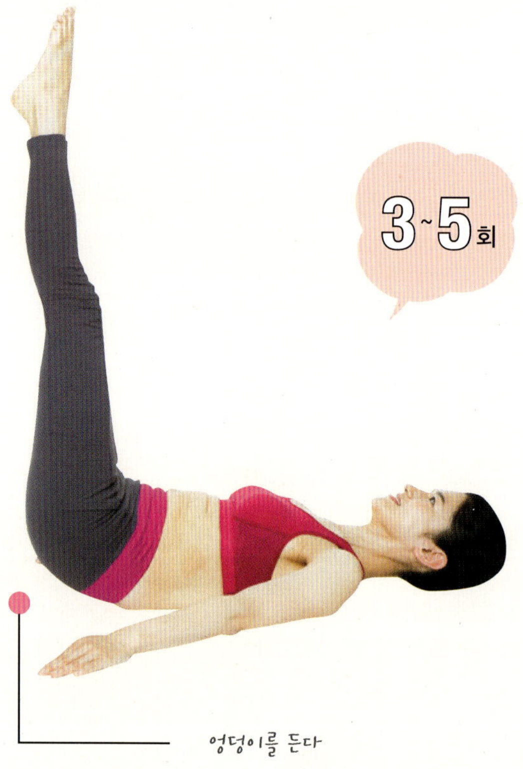

숨을 들이마시며 발끝으로 천장을 찌르는 느낌으로 다리를 쭉 뻗으며 엉덩이까지 바닥에서 뗀다. 다리를 내려 멀리 뻗으면서 숨을 들이마시고, 내쉬면서 3번 동작으로 돌아온다.

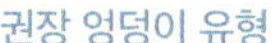
권장 엉덩이 유형

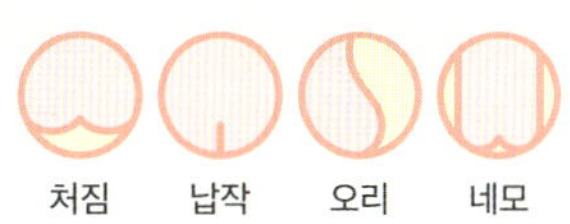

몸의 옆쪽 근육 풀어주기

엉덩이와 복부, 옆구리를 긴장시키는 움직임이 많았으므로,
몸 양옆의 근육을 풀어주는 스트레칭을 한다.

POINT
허리, 엉덩이, 옆구리가 기분 좋게 이완되는 감각을 느끼자.

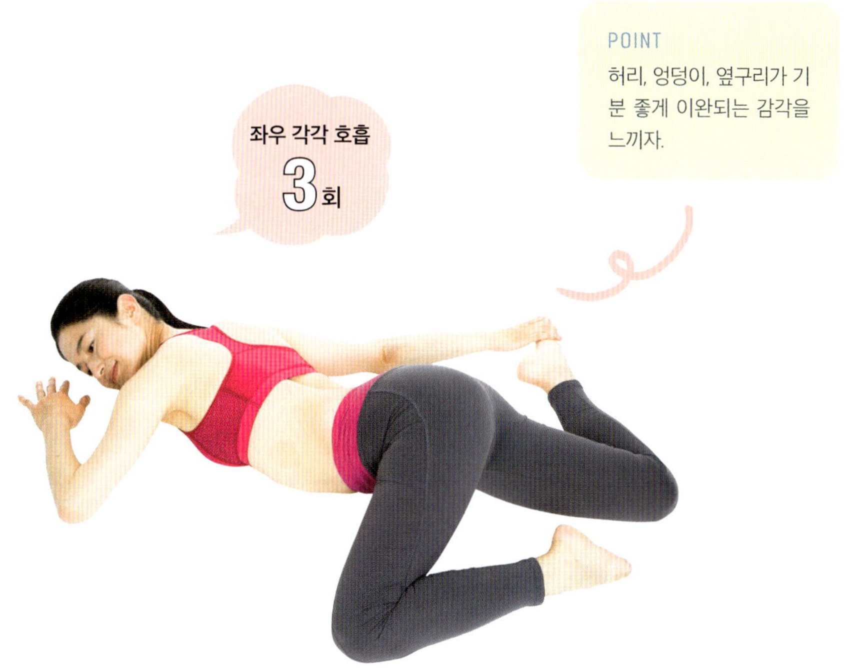

바닥에 엎드려 양쪽 무릎을 구부린다. 몸 바깥쪽으로 구부린 다리의 발끝을 손으로 잡고 뒤꿈치를 바닥에 댄 채 반대쪽 옆구리를 늘이며 호흡한다. 반대쪽도 동일하게 실시한다.

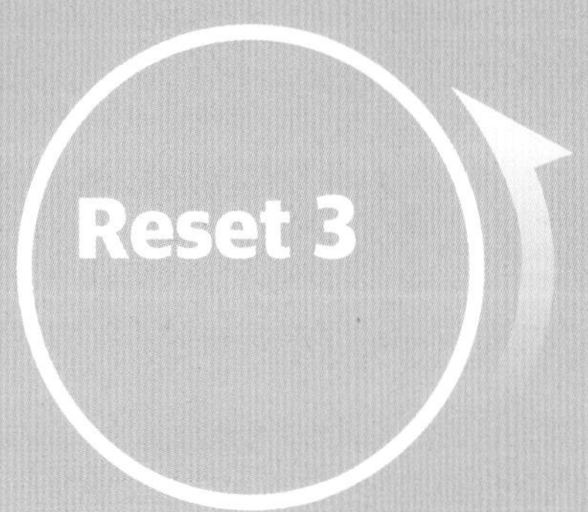
Reset 3

엉덩이 리셋 다이어트로 마음의 안정을 되찾자

몸은 물론이고, 마음까지 긍정적으로 변신!

마음이 불안정하면?

불어난 몸과 각종 통증 때문에 이런 감정을 느끼거나
비슷하게 행동한 적은 없는가?
'엉덩이 리셋 다이어트'가
마음의 안정을 되찾게 해줄 것이다.

증상 1
자신만 뒤처진다는 생각에 우울하다.

증상 2
움직일 기력이 없다.

증상 3
'어차피', '왜냐하면', '하지만'을 입버릇처럼 달고 산다.

증상 4
가까운 사람에게 화풀이를 한다.

증상 5
남들과 소통하고 싶지 않다.

증상 6
나쁜 일이 생기면 남 탓을 한다.

'엉덩이 리셋 다이어트'로
마음의 안정을 되찾을 수 있는 이유는?

실제로 불안한 마음 때문에 고생했던 수강생 2명의 경험담을 통해, 어떻게 마음의 불안이 사라졌는지 자세히 알아보자.

몸과 마음은 연결되어 있다

H : 몸이 아플 때는 아프다는 사실에만 신경이 쓰이고, 아픈 원인도 육아와 남편 때문이라며 남 탓 하기 바빴어요.

K : 저도 몸과 마음은 별개라고 생각했어요. 그런데 몸을 움직이다 보니 잡다한 생각이 사라지고 마음의 불안이 없어지더라고요.

나오코 : 맞아요. 몸을 움직이면 쓸데없는 생각이 사라진답니다. 그래서 몸과 마음의 균형이 깨졌을 때는 힘들다 싶을 정도로 몸을 움직이는 것도 좋아요. 힘든 일이

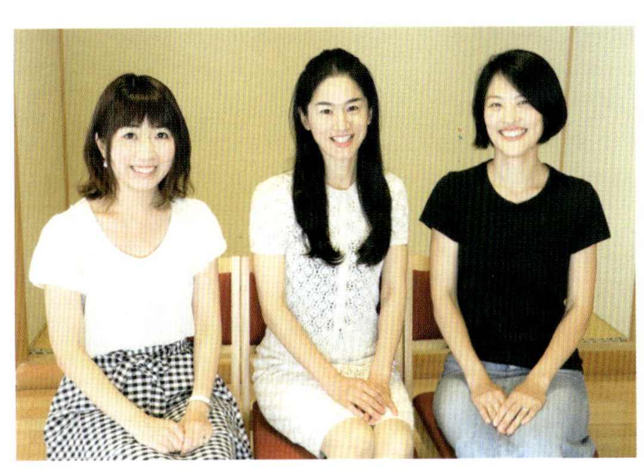

90%, 즐거운 일이 10%일 때 우선 10%의 즐거운 일에 신경을 집중하면 즐거운 마음이 자연스럽게 늘어나 점점 기분이 좋아져요.

일상생활이 어려울 때는 무리하지 않는다

K : 선생님과 이야기를 하다 보니 깨달은 점이 있는데, 전에는 평범한 생활조차 불가능했던 것 같아요. 그만큼 마음이 약해져 있었어요.

나오코 : 뭔지 알 것 같아요. 특히 아기를 돌보다 보면 그렇게 되기 쉽죠. 내 시간이 없어지는 건 당연하고요. 3대 생리 욕구가 충족되지 않으면 매사 불안하고 초조함을 느끼게 되죠.

H : 저는 머리가 길었는데, 출산 후 머리도 감는 둥 마는 둥 했어요. 샤워도 제대로 못 하는 엄마도 있다더라고요.

나오코 : 이제 막 출산한 엄마들에게 다른 일을 하면서라도 식사를 해야 된다고 알려주고 있어요. 한입씩 먹으면서 다른 일을 같이 할 수 있고, 밥때를 놓치지 않고 30번 씹기도 무리 없이 가능해요.

K : 육아할 때 자주 있는 일이네요. 저는 완벽주의자 기질이 있어서 제대로 일을 처리하지 않으면 스트레스가 쌓여서 밥을 제대로 못 먹었어요. 그 반동으로 밤에 과자를 먹는 일이 잦았고요. 선생님이 "세 끼 정해진 시간에 먹지 않아도, 예의를 차리고 먹지 않아도 된다"라고 하신 말씀이 정말 도움이 되었어요. 그 후부터는 과자 대신에 주먹밥을 만들어 먹었어요.

나오코 : 밤에는 간단히 먹을 수 있는 빵이나 과자 등 당질 식품에 손이 가기 쉬워요. 스트레스를 풀려고 먹는 건지, 아니면 정말 몸이 원하는 것인지 잘 판단해서 먹어야 합니다.

행복 호르몬의 분비가 활발해지는 원리

① '엉덩이 리셋 다이어트'로 신경이 모여 있는 골반을 바로 세운다.
② 자율 신경이 균형을 되찾아 양질의 수면을 취한다.
③ 힘든 일보다 즐거운 일에 집중한다.
④ 행복 호르몬인 옥시토신이 분비된다.

수면이 몸과 마음에 영향을 준다

H : 육아를 할 때 같은 자세를 오래 취하는 경우가 많아, 온몸이 딱딱하게 굳어 있었어요. 아기를 안아서 어르면 무릎에 부담이 가고, 기저귀를 간 뒤에는 아파서 일어나지도 못할 정도였지요. 또 잠도 잘 자지 못하니까 피로가 쌓여서 몸도 마음도 정말 엉망이었어요.

나오코 : H씨의 경우는 등이 과도하게 휘어서 몸이 침대와 닿는 면적이 적었고, 결과적으로 침대에 닿은 부분의 부담이 컸어요. 척추에는 신경이 집중되어 있으니까 등의 S라인을 잘 만들어주면 신경이 눌리지 않아 자율 신경의 기능이 좋아져요. 그리고 교감 신경과 부교감 신경의 전환도 잘 이루어져 질 좋은 수면을 취할 수 있게 된답니다. 엎드리거나 옆으로 누워 자는 사람도 주의가 필요해요. 바르지 않은 자세로 자면 내장이 눌려 폐활량이 줄기 때문에 똑바로 잘 때보다 수면 중 산소량이 적어져 얕은 잠을 자게 되거든요.

K : 수면 부족 때문에 생활이 엉망진창이 되고 나서야 잠의 중요성을 깨달았어요.

나오코 : 잠이 부족하면 힘들어요. 다음 날 일의 효율도 떨어지고 행복 호르몬인 옥시토신이 잘 분비되지 않으니까 비관적인 생각을 하기 쉽고요. 하루에 적어도 6~7시간은 수면을 취하는 것이 바람직해요. 옥시토신이 잘 분비되면 잠도 깊게 잘 수 있어요.

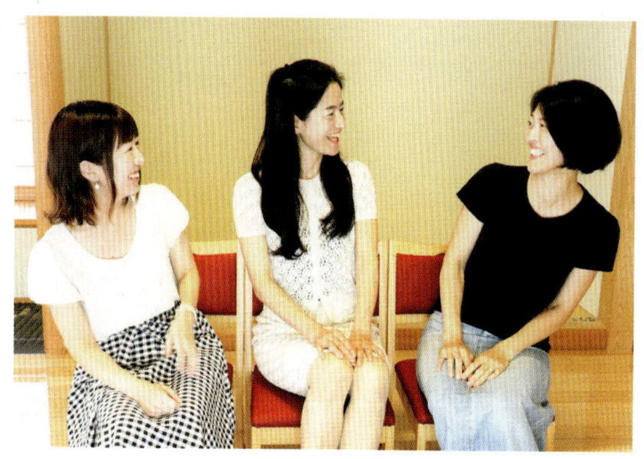

H : 저도 그 정도 잠을 잤더니 하루하루가 즐거워지고 부부 사이도 좋아지더라고요. 1년 전을 생각해보면, 그때는 저한테서 나쁜 기운이 나왔던 것 같아요.

나오코 : 그렇죠? 질 좋은 수면을 취하기 위해 자기 전에는 컴퓨터나 스마트폰을 끄는 것이 좋아요. 블루라이트는 잠을 방해하거든요. '엉덩이 리셋 다이어트' 운동법 중에도 있지만, 자율 신경의 움직임을 개선하고 척추를 바로잡는 운동을 자주 해서 딱딱하게 뭉친 몸을 풀어주는 것도 좋아요.

몸이 안정되면 마음도 안정된다

나오코 : 마음을 이해하기는 어렵지만 몸은 눈에 보이는 결과가 있으니 성취감을 얻기 좋아요. 몸이 달라지면 '나도 할 수 있구나' 하는 긍정적인 마음이 생겨 자신감도 붙는답니다. 저도 그랬거든요.

K : 제가 전에 "선생님이 안 계시면 전 아무것도 못 해요"라고 자주 말했는데, "실행으로 옮긴 K씨 덕분이죠"라고 말해주셔서 조금씩 마음의 여유를 되찾았고, 긍정적으로 변하게 됐어요. 덕분에 주변 사람에게도 친절하게 대하게 되었고요.

나오코 : 이 글을 읽는 분들도 만약 마음이 불안정하다면 몸부터 바꿔보았으면 해

요. 그러면 무언가를 선택할 때도 자연스레 긍정적인 쪽으로 마음이 기울고, 기분도 확 달라집니다. 괜찮아요. 행복은 바로 우리 곁에 있어요!

'엉덩이 리셋 다이어트'로 마음이 안정되는 POINT!

① 몸이 피곤해져 불필요한 생각을 하지 않는다.

② 행복 호르몬인 옥시토신의 분비가 활발해진다.

③ 몸이 달라지면 긍정적으로 생각하게 된다.

마음과 몸에 관한
체험담 1

H의 data

"콤플렉스를 극복하니 꾸미는 것이 즐거워졌어요!"

어떤 효과가?
O자 다리, 건초염, 요통, 무릎 통증, 목과 어깨 결림 개선

출산 후 O자 다리가 심해져 체중이 늘지 않았는데도 전에 입던 바지를 못 입게 되었다. 그래서 O자 다리를 가려주는 헐렁한 옷이나 허리에 고무줄이 들어간 옷만 입었다. 또 예전에는 밝은색을 즐겨 입었는데, 출산 후에는 눈에 띄지 않는 어두운색의 옷만 고르는 등 꾸미는 것과는 완전히 멀어져 있었다. 익숙하지 않은 육아 때문에 팔은 건초염에 걸렸고, 목과 어깨 결림이 심해져 두통에 시달렸다. 전기 치료를 하면 일시적으로 좋아지기는 했지만 다시 원상태로 돌아왔다.

'엉덩이 리셋 다이어트'를 하면서도 동작들이 근력 운동 중심이라 어깨 결림이 악화되는 것은 아닌지 걱정이 많았는데, 몇 달 만에 똑바로 누운 자세로 숙면을 취하게 되었다. 예전에는 휜 허리 때문에 너무 아파 위를 보고 잘 수 없었는데 정말 깜짝 놀랐다. 몸이 달라지자 콤플렉스가 사라져 치마도 입기 시작했고, 다양하게 꾸미는 즐거움도 알게 되었다.

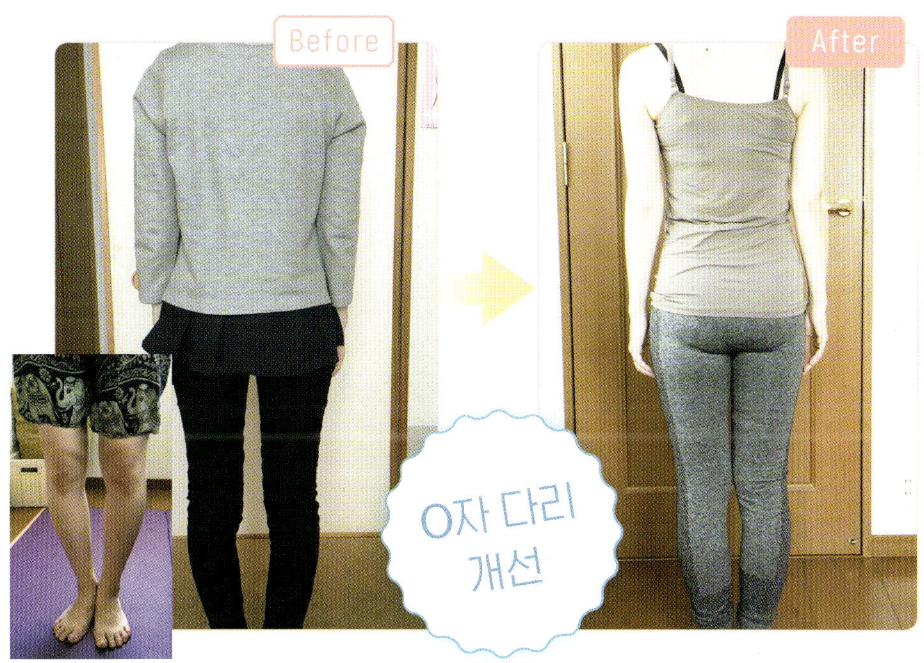

마음이 긍정적으로 바뀌자 자신감을 얻었고 일도 즐거워졌다

1년 정도 휴직을 신청했는데, 전처럼 다시 일할 수 있을지 늘 불안했다. 늙었다는 말을 들을까 봐 걱정했지만 직장에 복귀하자 날씬해졌다는 말을 많이 들었다. 긍정적으로 생각하자 자신감이 생겨 동료들과도 친하게 지내게 되었다.

만성이었던 목과 어깨 결림도 개선되어 몸 전체가 가볍고 부드러워졌다. 그 덕분에 집중력이 향상되었고 일도 즐거워져 정말 기쁘다.

마음과 몸에 관한
체험담 2

Y의 data

"다이어트에 성공하니 성격이 달라졌어요"

어떤 효과가?

허리 ▶ 81cm → 67cm
골반 둘레 ▶ 100cm → 91cm
체중 ▶ 70kg → 53kg
체지방률 ▶ 31.2% → 23.7%

금방 달아올랐다 금세 흥미를 잃는 성격이어서 살을 빼려 해도 3일 만에 다이어트를 하고 있다는 사실을 잊어버리고, 심지어 일주일 정도 지나면 "맞다, 다이어트! 깜빡했네!"라고 말하기 일쑤였다. 물론 성과가 없으니 자신감도 없었다. 부정적으로 생각하는 버릇이 있어 '어차피'를 입버릇처럼 달고 살았다. 처음부터 포기하고 노력할 생각조차 하지 않았다. 결혼한 후 눈 깜짝할 새 15kg이 늘었지만, 몸무게를 재는 것조차 무서워 체중계를 외면했다.

운동에 소질이 없던 내가 '엉덩이 리셋 다이어트'를 계속할 수 있었던 이유는 재미있고 다른 다이어트에 비해 결과가 금방 나타났기 때문이다. 시작한 지 두 달 정도 지나자 몸이 가벼워지고 몸 상태가 좋아졌다. 꾸준히 계속하자 살이 쪄서 못 입었던 바지도 입을 수 있게 되었고, 아이가 감기에 걸렸을 때도 면역력이 높아진 덕인지 아이에게서 감기가 옮지 않았다. 매년 봄마다 고생하던 꽃가루 알레르기도 올해는

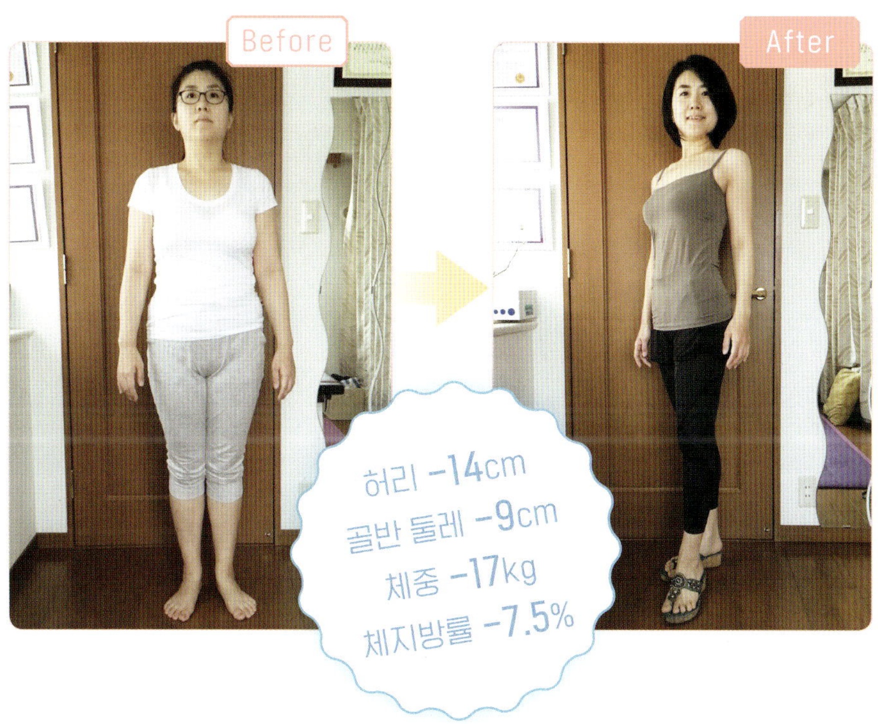

전혀 나타나지 않았다.

다이어트에 성공하자 자신감이 붙고 사교성이 생겼다

15년 지기 친구에게 "이번에야말로 다이어트에 성공하고 말겠어"라고 말하자 "그래, 그래" 하고 흘려듣더니 정말 성공하자 대단하다며 놀라워했다. 다이어트 성공이 자신감으로 이어져 마음에 여유가 생겼다.

아이가 노는 곳에서도 다른 사람과 교류하고 싶지 않아서 항상 구석에 있었는데, 이제는 다른 사람이 다가와도 적극적으로 대화할 수 있는 사교성이 생겼다. 아는 사람이 늘자 사회와 연결되어 있다는 생각에 안심이 됐다.

마음과 몸에 관한
체험담 3

S의 data

"즐기면서 다이어트 했어요"

어떤 효과가?
임신 중 최고 몸무게에서
16kg 감량에 성공!

원래 살이 잘 찌는 체질이다. 첫째 출산 후 4개월 만에 일을 다시 시작했고, 밤에는 회사에서 가져온 일을 하면서 과자를 먹었다. 불규칙한 생활도 살을 찌게 한 원인이었다. 바지 위에 뱃살이 튀어나와서 허리가 고무줄로 된 바지만 입었다.

둘째 아이 출산이 계기가 되어 모처럼 긴 휴가를 받았으니 하고 싶은 일을 다 해 보자는 마음이 들었다. 그중 하나인 산후 다이어트를 하기로 마음먹고 아이와 같이 다닐 수 있는 곳을 알아보았고, 나오코 선생님 교실에 다니기 시작했다. 오랜만에 땀을 흘려 기분이 좋았고 근육통이 생긴 것조차 기뻤다.

처음에는 레슨을 받으면서 힘들다고 느꼈지만 체력이 좋아지자 그 느낌은 '기분 좋은 피로감'으로 바뀌었고, 스스로 즐기던 사이 몸무게가 점점 줄어 자주 보는 사람한테서도 "살 많이 빠졌네!"라는 소리를 듣게 되었다.

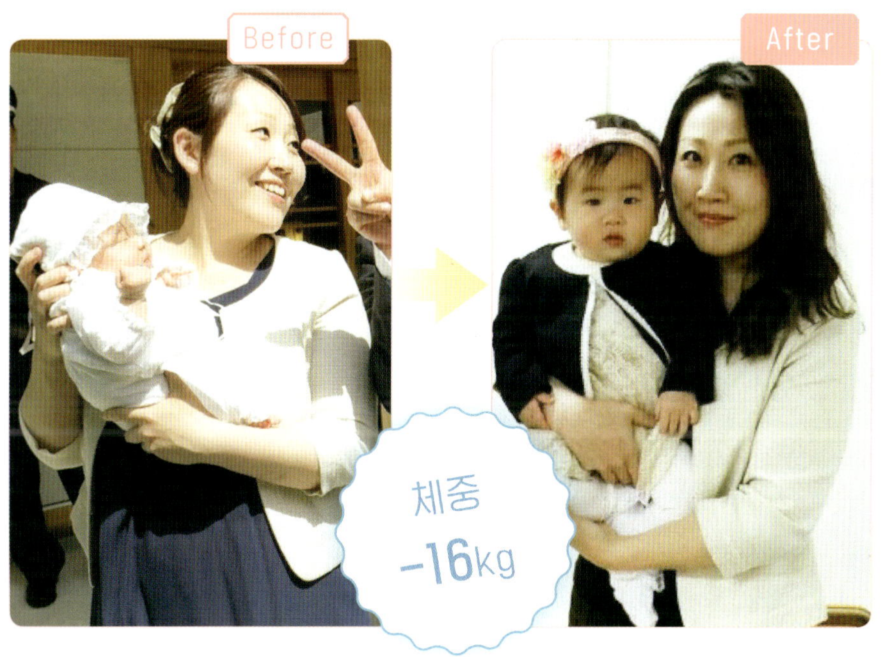

식사 제한 없이 기분 좋게 살을 빼다

'엉덩이 리셋 다이어트'는 식사 제한을 하거나 무조건 참지 않고 자연스럽게 살을 뺄 수 있어 정말 좋았다. 나만의 시간을 갖기에는 죄책감이 들던 때라 아이와 함께 있으며 기분 좋게 땀을 흘릴 수 있어서 참 좋았다. 그러다 보니 처음에는 살을 빼기 위해 갔지만 어느새 '즐기는 것' 자체가 목적이 되어 성격이 밝아졌고 활동적으로 변했다.

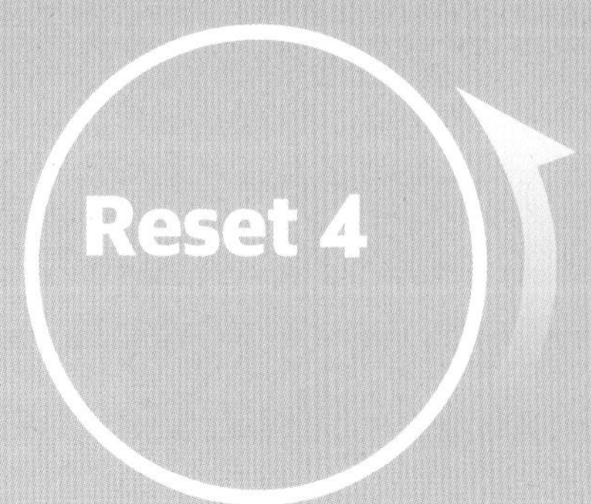
Reset 4

24시간
생활 속
다이어트

일상생활에서 조금만 변화를 줘도 다이어트 성공!

생활 속
다이어트란?

하루하루를 바쁘게 지내다 보면 내 몸을 위한 시간을 따로 내는 게 쉽지 않다. 또 운동할 의욕이 전혀 생기지 않는 날도 있다. 그럴 때 추천하는 방법이 생활 속 다이어트다. 생활 속 다이어트를 하면 근육량이 늘어 기초대사가 올라간다. 기초대사량이 높아지면 살이 잘 빠지는 몸으로 바뀐다. 어차피 해야 할 일을 하면서 하는 운동이기 때문에 운동에 소질이 없거나 금세 질리는 사람, 귀찮음을 자주 느끼는 사람 모두 어렵지 않게 시도하고 지속할 수 있다.

매일 무의식적으로 하는 일상적인 움직임에 조금 변화를 주어 효과적인 운동으로 탈바꿈해보자. 작은 노력이 모이면 예쁜 몸매가 완성된다.

Good Morning

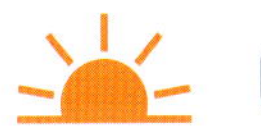

아침

허둥지둥 바쁜 아침에는 몸단장과 아침 식사 준비에 생활 속 다이어트를 도입하자.

양치질

다리를 어깨너비로 벌린 채 까치발을 들고 양치질한다. 체간근을 단련해 배가 쏙 들어가고 힙업 효과도 있다. 발뒤꿈치를 안쪽으로 향하면 다리도 예쁘게 만들 수 있다.

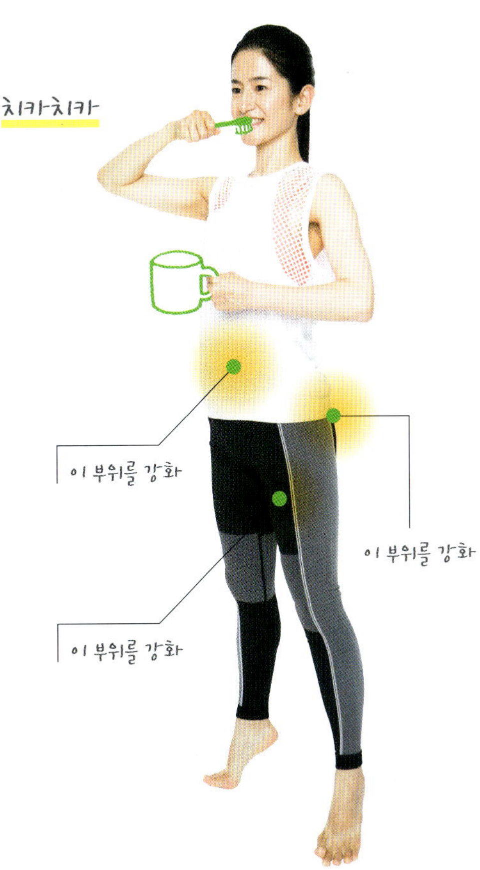

세안

다리를 넓게 벌리고 엉덩이를 뒤로 쑥 내민 자세로 세수한다. 등이 구부러지지 않도록 세면대 아래에 무릎을 붙여도 OK!

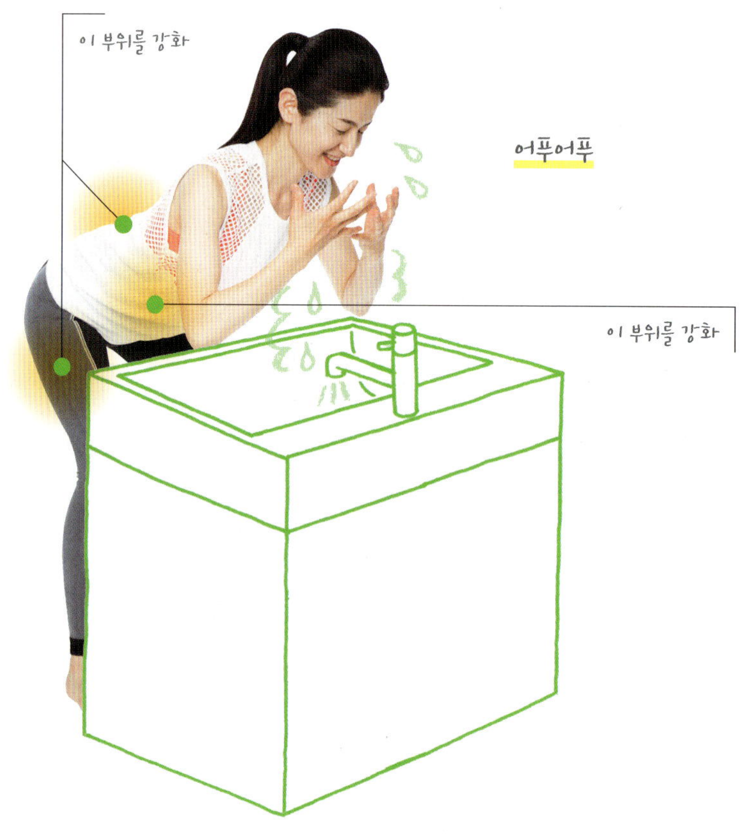

냉장고 열기

냉장고의 채소 칸에서 채소를 꺼낼 때, 한쪽 발은 앞으로 뻗고 반대쪽 발은 뒤로 살짝 들어 올린다. 뒤로 들어 올린 다리가 땅에 닿지 않게 앞으로 뻗은 다리를 구부리면서 채소를 꺼내고 일어난다. 이 자세를 지속하면 균형감이 좋아지고, 허벅지 뒤쪽을 단련해주어 엉덩이를 봉긋하게 만드는 데 도움이 된다.

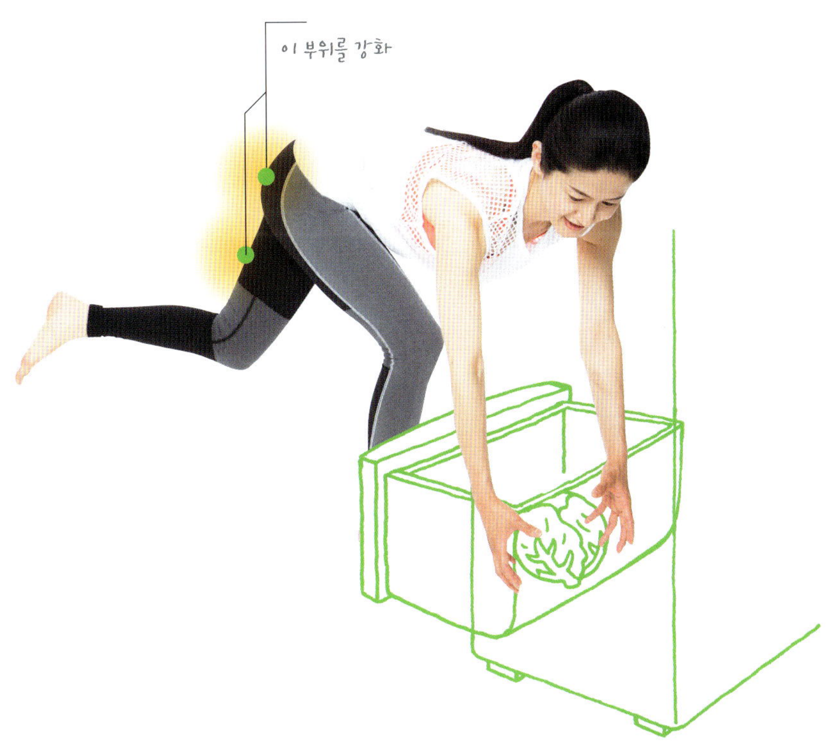

아침 식사 준비 1

설거지 등 움직임이 적을 때

다리를 넓게 벌려 바닥을 확실히 디디면 힙업 효과가 있다. 이 자세는 목이 앞으로 나오지 않게 하고 복근 만들기에도 도움을 준다. 하체에 힘을 주면 허리에도 힘이 가해져서 요통도 예방한다.

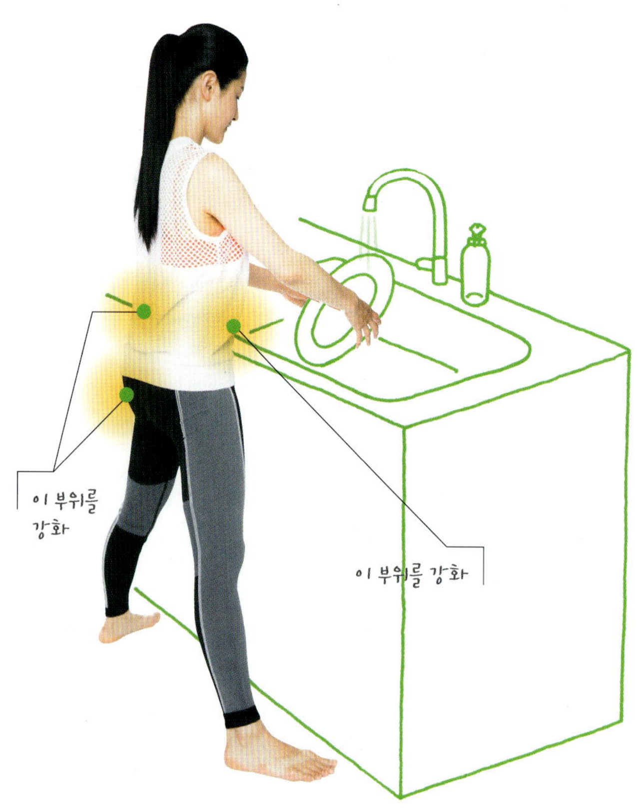

아침 식사 준비 2

조리 시 움직임이 많을 때

무릎을 살짝 구부린 상태에서 음식을 한다. 무릎을 구부리면 목의 경사가 완만해져 목과 어깨 결림을 예방하는 효과가 있다. 또 배가 싱크대에서 떨어져 있어서 복근도 단련된다.

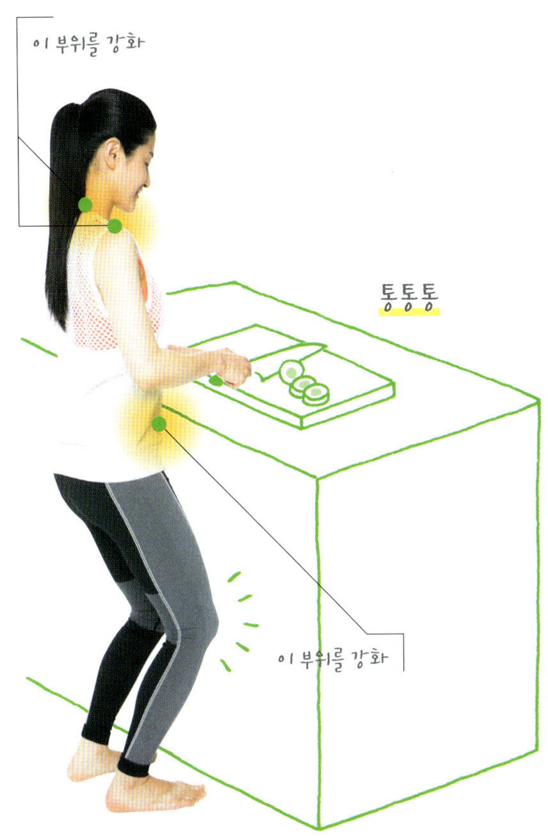

기저귀 갈기

한쪽 다리를 벌리고 기저귀를 간다. 반대쪽 다리는 구부려 안쪽으로 접고 뻗은 다리의 무릎은 가볍게 구부려도 된다. 등이 일직선이 되도록 쭉 펴고 엉덩이를 뒤로 내밀면 허리 단련에 큰 도움이 된다.

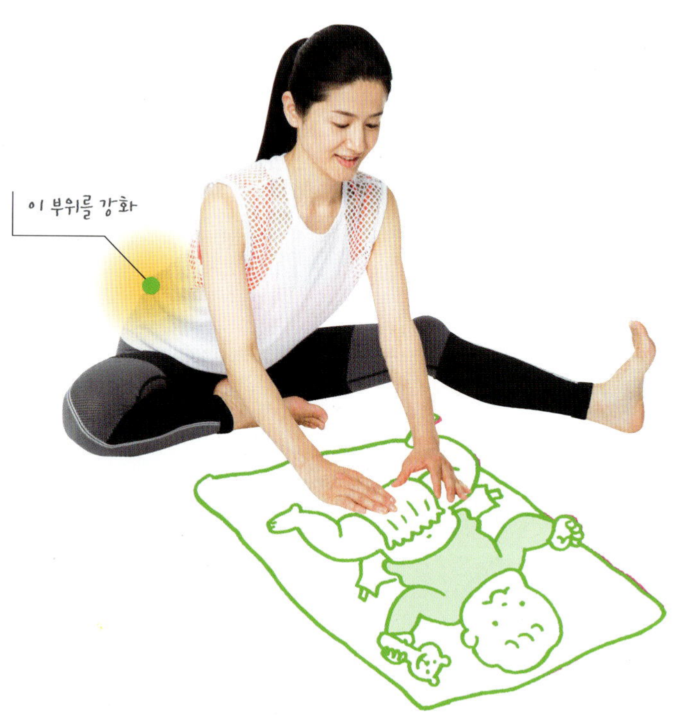

아기 안아 올리기

겨드랑이에 팔을 딱 붙이고 어깨를 낮춘 상태에서 아기를 최대한 밀착해서 안는다. 골반을 수직으로 세운 상태에서 안아 올리면 허벅지와 복근을 단련할 수 있고, 한쪽 발을 세우면 흔들리지 않고 일어날 수 있다.

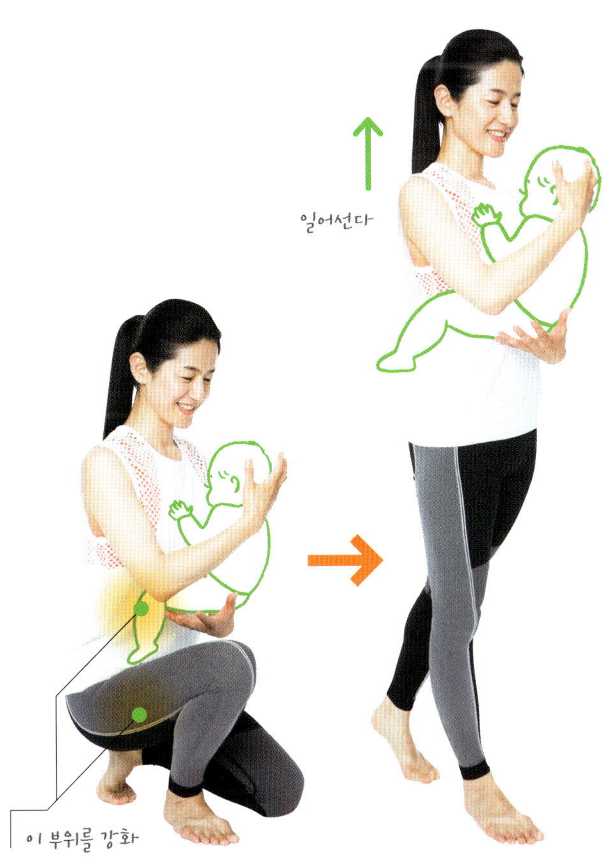

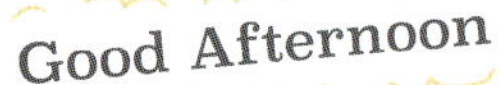

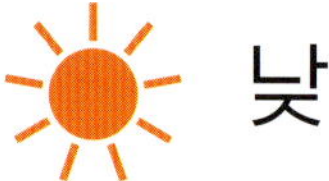

낮

집안일을 할 때나 아이와 함께 시간을 보낼 때도 생활 속 다이어트를 실천해보자.

책 읽어주기

양발을 어깨너비 정도로 벌리고 바닥에서 살짝 띄운 자세를 유지한다. 저절로 엉덩이가 조여지고 배에 힘이 들어가서 힙업과 복근 단련에 도움이 된다.

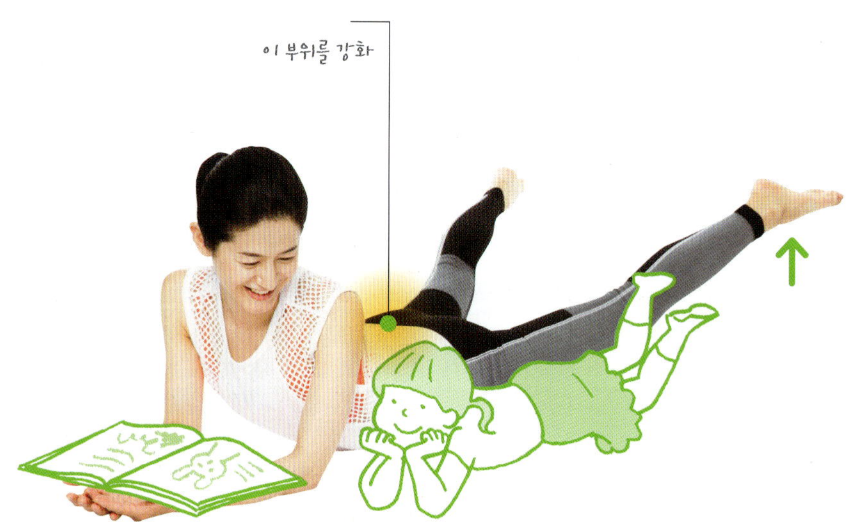

유모차 워킹

골반을 똑바로 세우고 팔꿈치 각도가 90°가 되도록 유모차를 잡는다. 뒤에서 누군가가 엉덩이를 미는 느낌으로 다리를 크게 벌리고 큰 폭으로 걸으면 지방 연소가 잘 되고 힙업 효과가 있다.

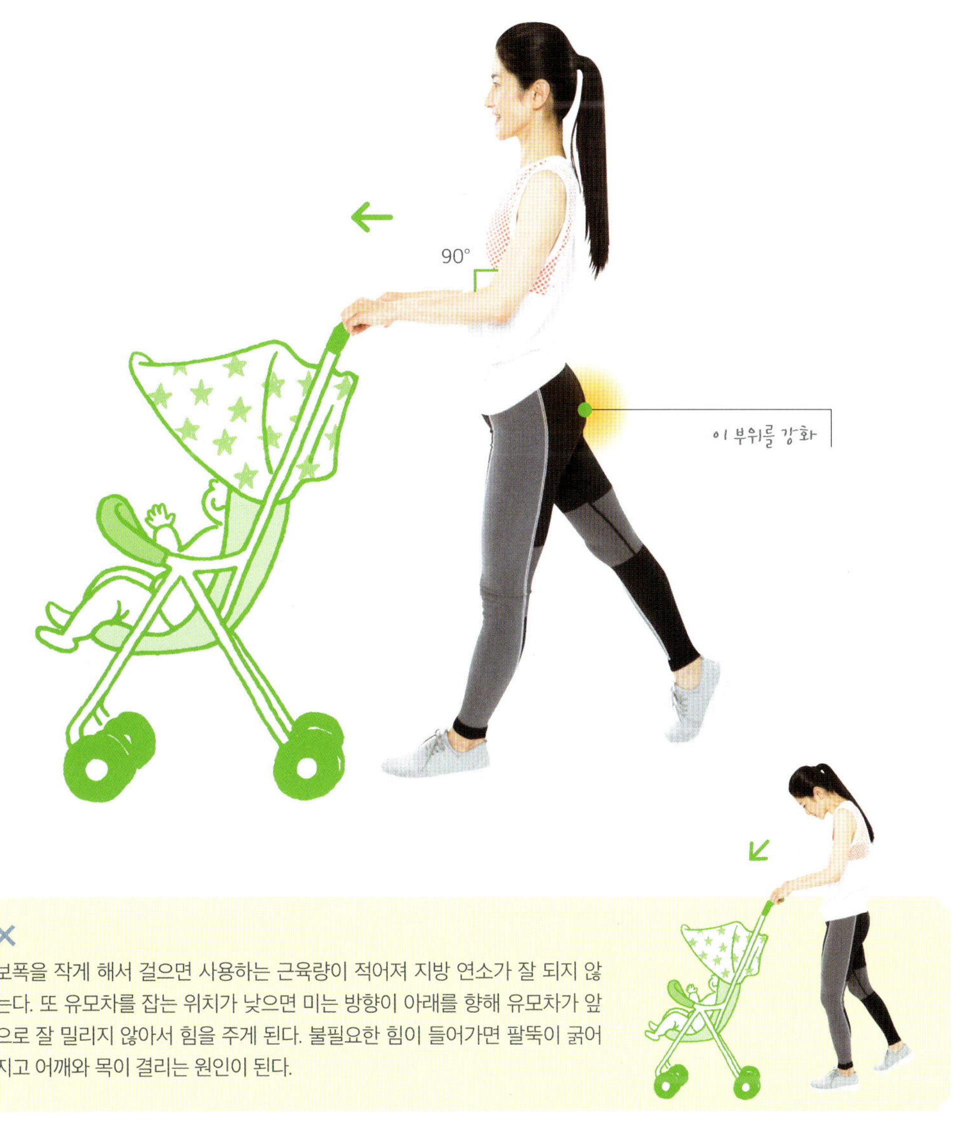

×

보폭을 작게 해서 걸으면 사용하는 근육량이 적어져 지방 연소가 잘 되지 않는다. 또 유모차를 잡는 위치가 낮으면 미는 방향이 아래를 향해 유모차가 앞으로 잘 밀리지 않아서 힘을 주게 된다. 불필요한 힘이 들어가면 팔뚝이 굵어지고 어깨와 목이 결리는 원인이 된다.

걸레질

팔을 쭉 뻗고 엉덩이가 들리지 않게 가능한 한 다리를 크게 벌려 앞으로 쭉쭉 나가며 걸레질을 하자. 지방 연소 효과가 높은 전신 운동이다.

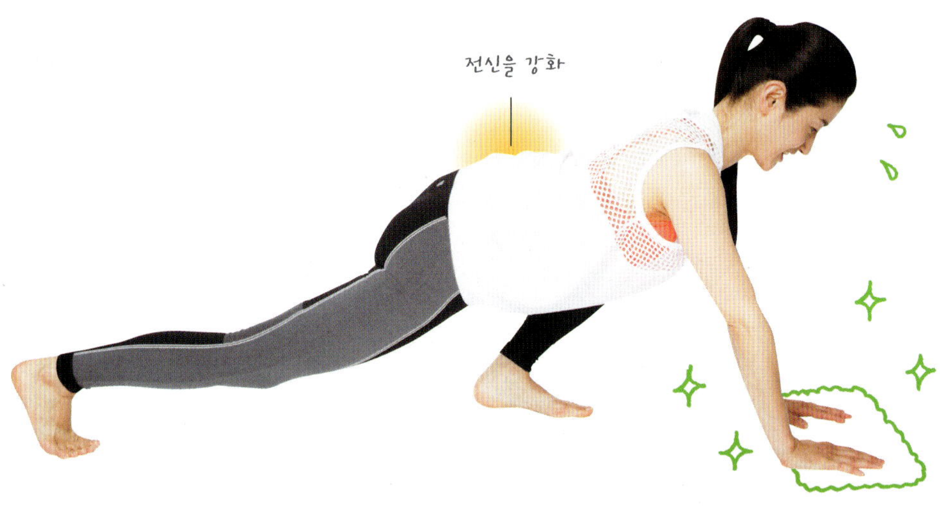

컴퓨터 하기

의자에 바르게 앉아 양 무릎 사이에 둥글게 만 목욕 수건을 끼워 허벅지 안쪽 근육을 단련하자. 다리를 조이면 골반이 바로 서고 배에 힘이 들어간다.

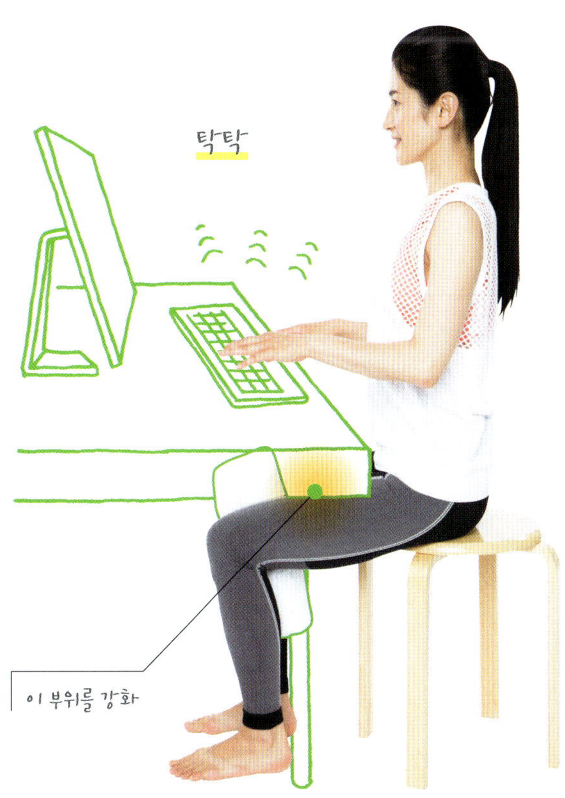

아이와 함께 운동 1

정강이 위에 아이를 태우고 아이가 떨어지지 않도록 겨드랑이를 바짝 조이자. 들었다 내리기를 반복하면 윗배와 아랫배 모두를 단련할 수 있다.

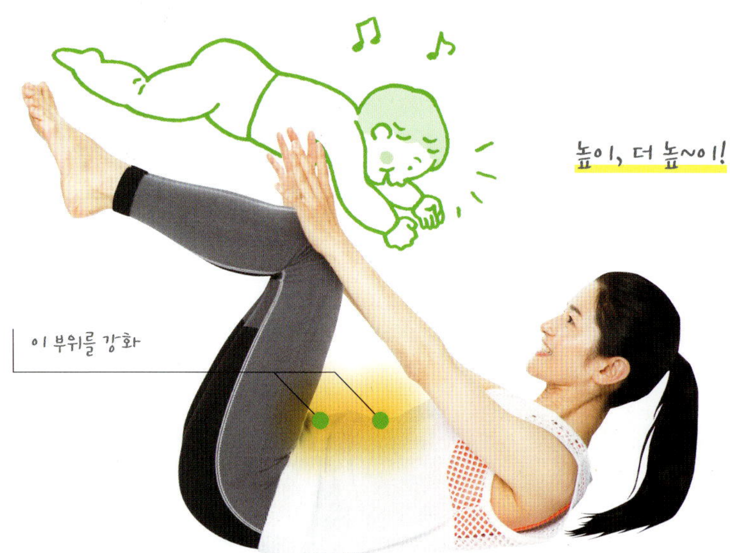

아이와 함께 운동 2

아이와 손을 마주 잡고 앉아 발을 붙인 채 다리를 활짝 벌리면서 서로 잡아당긴다. 상체를 앞뒤로 움직이면 복부와 팔 근육을 단련할 수 있다.

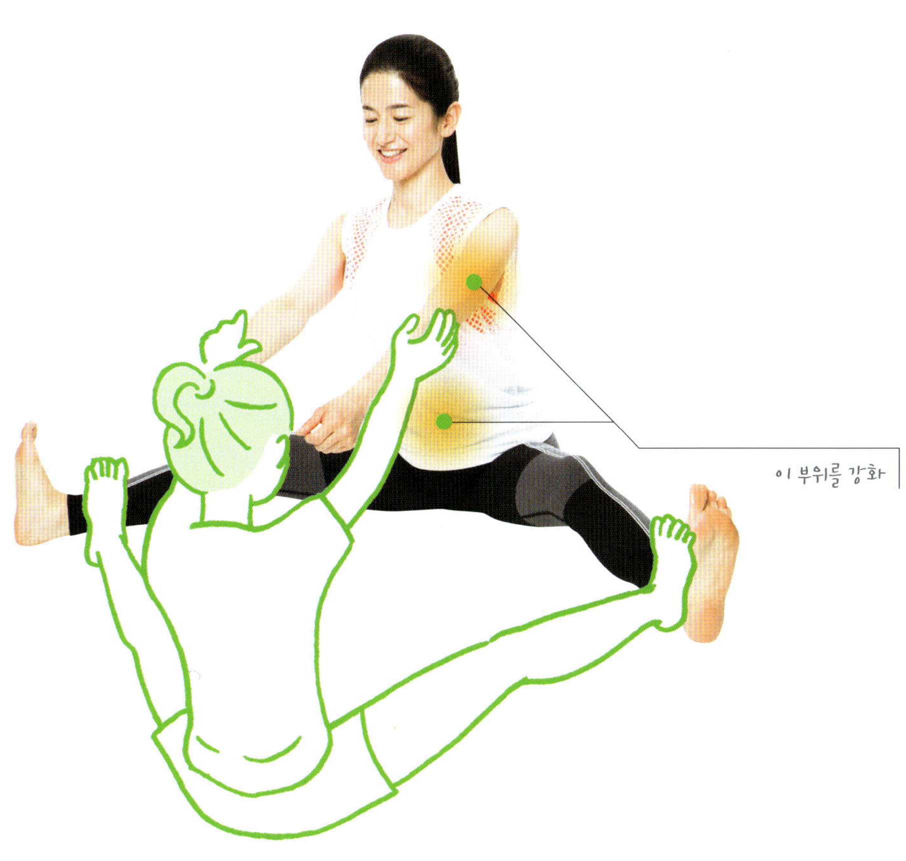

밤

하루의 피로가 쌓이는 밤 시간대에는 몸을 관리하는 생활 속 다이어트를 실천하자.

욕조에서 하는 엉덩이 스트레칭

한쪽 다리를 뻗은 다음 발끝을 쥐고 뒤꿈치를 앞으로 내민다. 발과 팔, 어깨가 삼각형이 되게 한다. 엉덩이를 뒤로 내밀면 몸을 더 늘일 수 있다. 부기가 빠지고 피로가 풀릴 뿐 아니라 냉증도 개선된다.

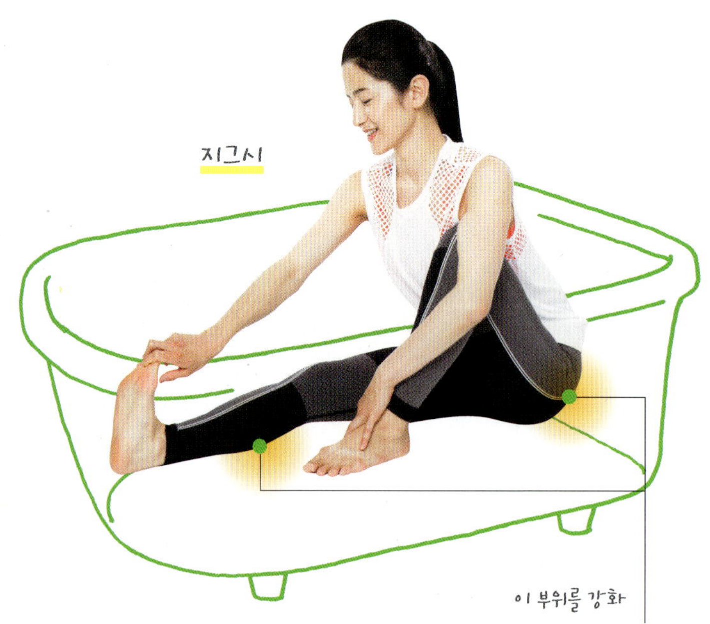

욕조에서 하는 목 스트레칭

한쪽 손으로 머리를 잡고 목을 늘인다. 반대쪽 손은 아래로 뻗는다. 귀에서 어깨까지 스트레칭을 하면 얼굴과 목의 뭉친 근육이 풀려 안색이 밝아진다. 눈의 피로를 푸는 데에도 효과적이다.

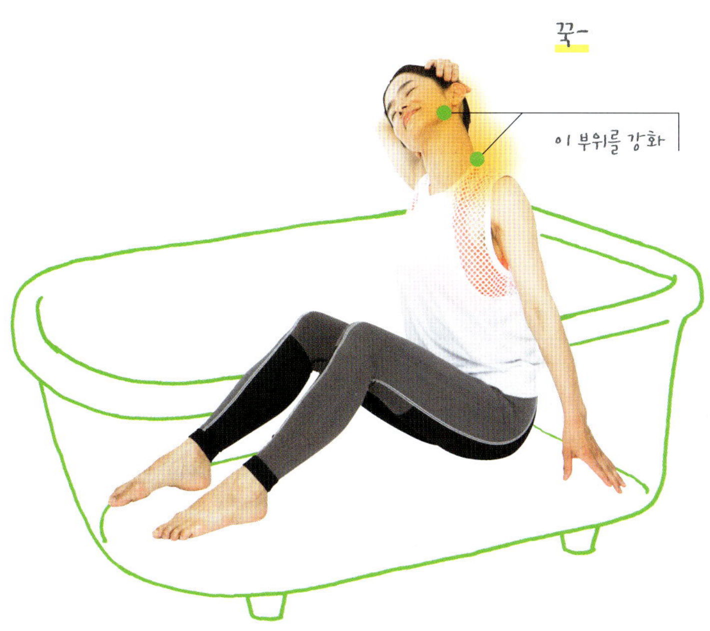

욕조에서 하는 등 스트레칭

등 뒤에서 깍지를 끼고 어깨뼈를 등 가운데로 모은 다음 손을 뒤로 쭉 뻗는다. 얼굴을 위로 들면서 숨을 들이마시고, 내쉬면서 내린다.

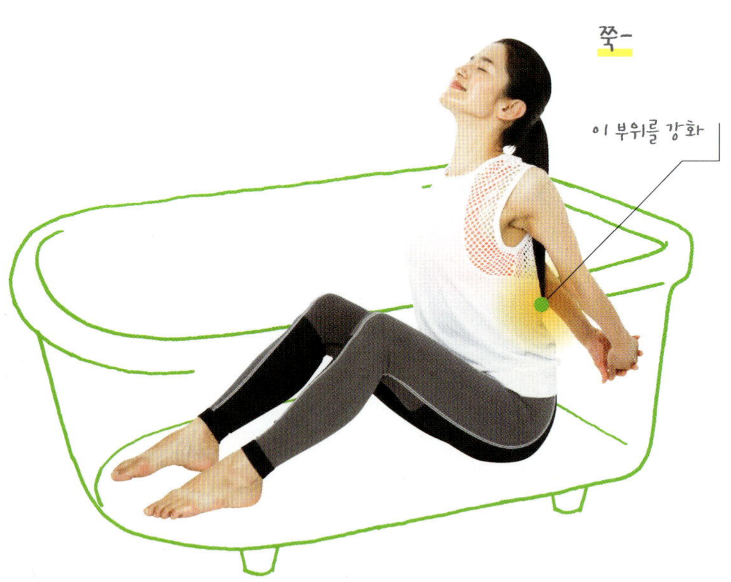

TV 보면서 엉덩이 기울이기

무릎을 꿇고 비스듬히 앉아 구부린 다리 쪽에 손을 짚고, 반대쪽 손은 머리 위로 쭉 뻗는다. 목이 너무 아래로 내려오지 않도록 주의하며 자세를 유지한다. 상체의 뭉친 근육을 풀어주는 운동이다. 좌우 중 힘든 쪽에 더 비중을 두고 하면 골반의 뒤틀림을 개선할 수 있다.

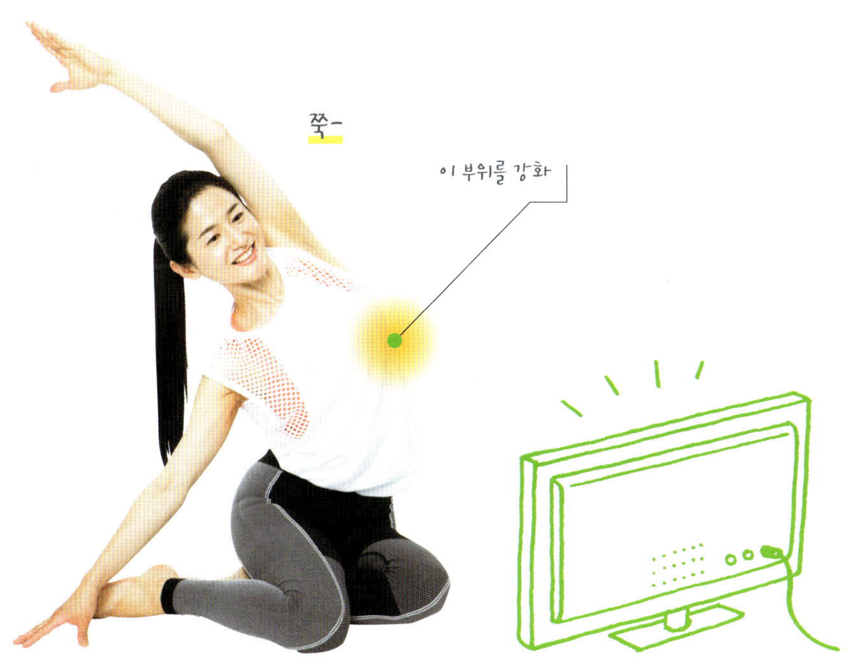

TV 보면서 다리 올리기

옆으로 누운 자세에서 몸을 수직으로 세우고 목이 내려가지 않게 상체를 든 다음, 밑에 있는 손으로 머리를 받친다. 다리를 들고 발바닥으로 벽을 미는 느낌으로 작게 돌린다. 힙업과 예쁜 다리 만들기에 효과적이다.

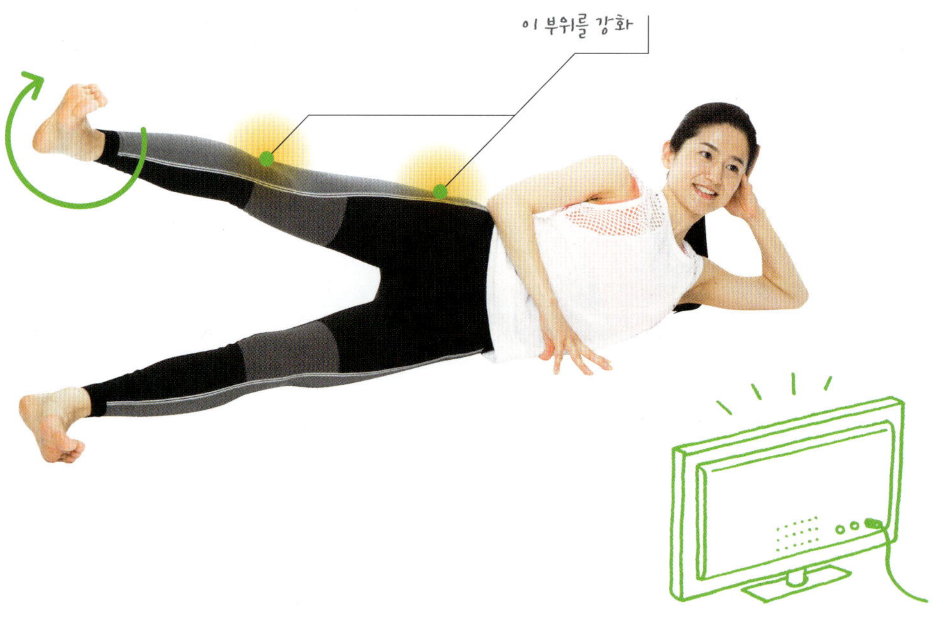

TV 보면서 워킹

옆으로 누운 자세에서 몸을 수직으로 세우고 목이 내려가지 않게 상체를 든 다음, 밑에 있는 손으로 머리를 받친다. 양발을 띄운 뒤 골반 너비로 벌린다. 골반이 움직이지 않게 주의하면서 앞뒤로 걷듯이 움직인다. 체간과 복근의 힘이 향상된다.

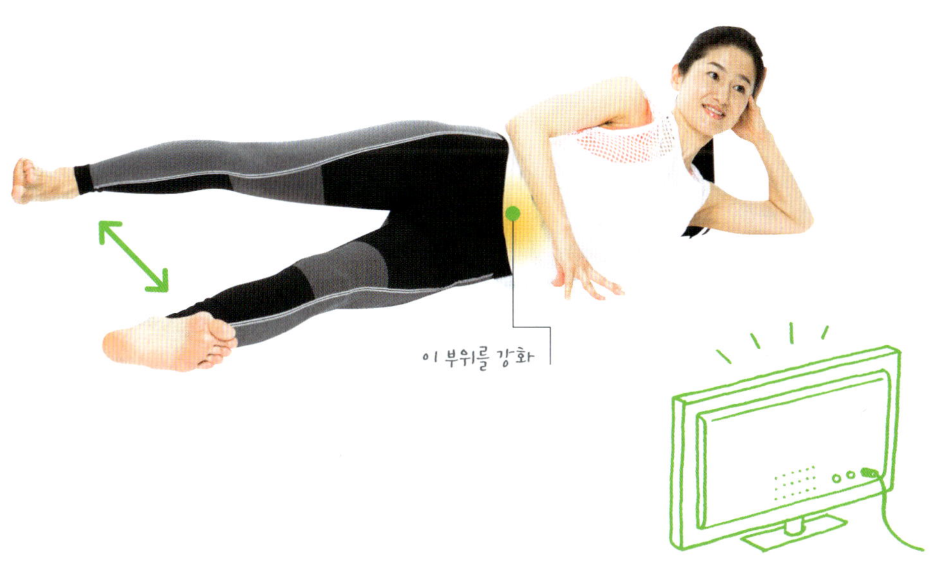

엉덩이 리셋 다이어트로 나 자신을 좋아하게 되다

이 책은 마흔 살을 앞둔 시기에 출간되었다. 나는 서른한 살에 출산을 하고 그때까지 쌓아온 몸의 이상 증상들을 직시하고 개선하였으며, 아이들의 성장과 더불어 새 인생을 시작했다. 마흔을 앞두자 나이로 인한 몸의 변화를 실감하는 일이 종종 있었다.

하지만 지금은 다르다. 몸과 마음이 콤플렉스 투성이었던 10대, 20대 때는 전혀 듣지 못했던 "인생이 달라졌다", "일생의 보물이다", "건강해졌다"와 같은 멋진 말들을 많은 사람에게서 듣는다. 이 말들이 내게 재산이 되었다.

나는 엉덩이를 중심으로 한 운동법으로 다이어트에 성공했다. 산후 요통, 어깨 결림에서 벗어나는 것이 주목적이었는데 O자 다리와 무지외반증이 개선되었고, 어두웠던 성격까지 바뀌었다. 그뿐 아니라 트러블과 기미 투성이었던 피부도 점점 밝아져서 피부가 좋다는 말까지 듣는다.

요즘에는 몸의 이상 증상과 고민을 스스로 바꾸려 노력하고 점점 발전해가는 사람들을 보면서 '몇 살이든, 어떤 사람이든 모두 가능하고, 그 사람만의 매력이 있다'고 느끼는 날이 많아졌다. 이 사실을 더 많은 사람들에게 전하고 싶어 이 책을 집필했다.

자신을 긍정하는 마음이 커지면 몸도 달라진다. 이것은 나뿐 아니라 지금까지 1만여 명의 변화를 보면서 느낀 점이다. 이 책을 펼쳐 든 독자에게 진심으로 감사의 마음을 전하며, '엉덩이 리셋 다이어트'를 꼭 실천해보기 바란다. 원하는 몸매를 얻게 되는 건 물론이고, 어쩌면 인생 전체가 변할 수도 있다.

마지막으로 이 책을 위해 도움을 준 모든 사람에게 감사의 말을 전한다. 출판은 기력, 체력, 노력이 필요한 작업이다. 혼자서는 아무것도 할 수 없으며 주변 사람들의 노력과 도움으로 책이 만들어진다는 것을 깨달았다. 훌륭한 조언을 서슴지 않고 해준 친구, 스승, 수강생, 출판사 분들에게 진심으로 감사의 말을 전한다. 또 가장 가까이에서 도움을 준 가족과 항상 너그럽게 나를 지켜주는 남편에게 고마운 마음을 전한다.

엉덩이 리셋 다이어트 4주 Diary

Start

체중	체지방	팔뚝	허리
______ kg	______ %	______ cm	______ cm

1주차	/ ( ) □ 경직되고 비틀린 엉덩이 풀어주기 □ 엉덩이를 중심으로 체간력 높이기 □ 엉덩이 속 고관절 풀어주기 □ 등과 엉덩이 늘이기	/ ( ) □ 경직되고 비틀린 엉덩이 풀어주기 □ 엉덩이를 중심으로 체간력 높이기 □ 엉덩이 속 고관절 풀어주기 □ 등과 엉덩이 늘이기	/ ( ) □ 경직되고 비틀린 엉덩이 풀어주기 □ 엉덩이를 중심으로 체간력 높이기 □ 엉덩이 속 고관절 풀어주기 □ 등과 엉덩이 늘이기	/ ( ) □ 경직되고 비틀린 엉덩이 풀어주기 □ 엉덩이를 중심으로 체간력 높이기 □ 엉덩이 속 고관절 풀어주기 □ 등과 엉덩이 늘이기
2주차	/ ( ) □ 엉덩이와 등을 단련하여 완벽한 뒤태 만들기 □ 수건으로 목과 어깨를 풀어주며 엉덩이 조이기 □ 허벅지 뒤쪽을 단련하여 복숭아 엉덩이 만들기 □ 엉덩이와 척추 비틀기	/ ( ) □ 엉덩이와 등을 단련하여 완벽한 뒤태 만들기 □ 수건으로 목과 어깨를 풀어주며 엉덩이 조이기 □ 허벅지 뒤쪽을 단련하여 복숭아 엉덩이 만들기 □ 엉덩이와 척추 비틀기	/ ( ) □ 엉덩이와 등을 단련하여 완벽한 뒤태 만들기 □ 수건으로 목과 어깨를 풀어주며 엉덩이 조이기 □ 허벅지 뒤쪽을 단련하여 복숭아 엉덩이 만들기 □ 엉덩이와 척추 비틀기	/ ( ) □ 엉덩이와 등을 단련하여 완벽한 뒤태 만들기 □ 수건으로 목과 어깨를 풀어주며 엉덩이 조이기 □ 허벅지 뒤쪽을 단련하여 복숭아 엉덩이 만들기 □ 엉덩이와 척추 비틀기

4주 동안 운동과 스트레칭을 지속할 수 있게 도와주는 다이어리다. 매일 운동이 끝나면 잊지 말고 체크하여 성취감을 높이자. 눈에 보이는 형태로 기록하면서 다이어트를 향한 의지를 다지자.

엉덩이 ____________ cm	허벅지 ____________ cm	종아리 ____________ cm
/ ( ) □ 경직되고 비틀린 엉덩이 풀어주기 □ 엉덩이를 중심으로 체간력 높이기 □ 엉덩이 속 고관절 풀어주기 □ 등과 엉덩이 늘이기	/ ( ) □ 경직되고 비틀린 엉덩이 풀어주기 □ 엉덩이를 중심으로 체간력 높이기 □ 엉덩이 속 고관절 풀어주기 □ 등과 엉덩이 늘이기	/ ( ) □ 경직되고 비틀린 엉덩이 풀어주기 □ 엉덩이를 중심으로 체간력 높이기 □ 엉덩이 속 고관절 풀어주기 □ 등과 엉덩이 늘이기
/ ( ) □ 엉덩이와 등을 단련하여 완벽한 뒤태 만들기 □ 수건으로 목과 어깨를 풀어주며 엉덩이 조이기 □ 허벅지 뒤쪽을 단련하여 복숭아 엉덩이 만들기 □ 엉덩이와 척추 비틀기	/ ( ) □ 엉덩이와 등을 단련하여 완벽한 뒤태 만들기 □ 수건으로 목과 어깨를 풀어주며 엉덩이 조이기 □ 허벅지 뒤쪽을 단련하여 복숭아 엉덩이 만들기 □ 엉덩이와 척추 비틀기	/ ( ) □ 엉덩이와 등을 단련하여 완벽한 뒤태 만들기 □ 수건으로 목과 어깨를 풀어주며 엉덩이 조이기 □ 허벅지 뒤쪽을 단련하여 복숭아 엉덩이 만들기 □ 엉덩이와 척추 비틀기

엉덩이의 비틀림 교정

목, 어깨 결림 개선

3주차	/ ( ) □ 엉덩이와 허벅지 경계 만들기 □ 허벅지와 엉덩이 옆 근육을 강화시켜 요통 없애기 □ 엉덩이 옆 군살을 없애 작고 예쁜 엉덩이 만들기 □ 엉덩이와 허벅지 옆쪽 늘이기	/ ( ) □ 엉덩이와 허벅지 경계 만들기 □ 허벅지와 엉덩이 옆 근육을 강화시켜 요통 없애기 □ 엉덩이 옆 군살을 없애 작고 예쁜 엉덩이 만들기 □ 엉덩이와 허벅지 옆쪽 늘이기	/ ( ) □ 엉덩이와 허벅지 경계 만들기 □ 허벅지와 엉덩이 옆 근육을 강화시켜 요통 없애기 □ 엉덩이 옆 군살을 없애 작고 예쁜 엉덩이 만들기 □ 엉덩이와 허벅지 옆쪽 늘이기	/ ( ) □ 엉덩이와 허벅지 경계 만들기 □ 허벅지와 엉덩이 옆 근육을 강화시켜 요통 없애기 □ 엉덩이 옆 군살을 없애 작고 예쁜 엉덩이 만들기 □ 엉덩이와 허벅지 옆쪽 늘이기
4주차	/ ( ) □ 엉덩이를 조이며 균형을 잡아 잘록한 허리 만들기 □ 엉덩이로 몸을 지탱하여 빠르게 뱃살 빼기 □ 엉덩이와 복근으로 다리를 지탱하여 매끈한 다리 만들기 □ 몸의 옆쪽 근육 풀어주기	/ ( ) □ 엉덩이를 조이며 균형을 잡아 잘록한 허리 만들기 □ 엉덩이로 몸을 지탱하여 빠르게 뱃살 빼기 □ 엉덩이와 복근으로 다리를 지탱하여 매끈한 다리 만들기 □ 몸의 옆쪽 근육 풀어주기	/ ( ) □ 엉덩이를 조이며 균형을 잡아 잘록한 허리 만들기 □ 엉덩이로 몸을 지탱하여 빠르게 뱃살 빼기 □ 엉덩이와 복근으로 다리를 지탱하여 매끈한 다리 만들기 □ 몸의 옆쪽 근육 풀어주기	/ ( ) □ 엉덩이를 조이며 균형을 잡아 잘록한 허리 만들기 □ 엉덩이로 몸을 지탱하여 빠르게 뱃살 빼기 □ 엉덩이와 복근으로 다리를 지탱하여 매끈한 다리 만들기 □ 몸의 옆쪽 근육 풀어주기

After

체중	체지방	팔뚝	허리
________ kg	________ %	________ cm	________ cm

/ ( )	/ ( )	/ ( )
□ 엉덩이와 허벅지 경계 만들기 □ 허벅지와 엉덩이 옆 근육을 강화시켜 요통 없애기 □ 엉덩이 옆 군살을 없애 작고 예쁜 엉덩이 만들기 □ 엉덩이와 허벅지 옆쪽 늘이기	□ 엉덩이와 허벅지 경계 만들기 □ 허벅지와 엉덩이 옆 근육을 강화시켜 요통 없애기 □ 엉덩이 옆 군살을 없애 작고 예쁜 엉덩이 만들기 □ 엉덩이와 허벅지 옆쪽 늘이기	□ 엉덩이와 허벅지 경계 만들기 □ 허벅지와 엉덩이 옆 근육을 강화시켜 요통 없애기 □ 엉덩이 옆 군살을 없애 작고 예쁜 엉덩이 만들기 □ 엉덩이와 허벅지 옆쪽 늘이기
/ ( )	/ ( )	/ ( )
□ 엉덩이를 조이며 균형을 잡아 잘록한 허리 만들기 □ 엉덩이로 몸을 지탱하여 빠르게 뱃살 빼기 □ 엉덩이와 복근으로 다리를 지탱하여 매끈한 다리 만들기 □ 몸의 옆쪽 근육 풀어주기	□ 엉덩이를 조이며 균형을 잡아 잘록한 허리 만들기 □ 엉덩이로 몸을 지탱하여 빠르게 뱃살 빼기 □ 엉덩이와 복근으로 다리를 지탱하여 매끈한 다리 만들기 □ 몸의 옆쪽 근육 풀어주기	□ 엉덩이를 조이며 균형을 잡아 잘록한 허리 만들기 □ 엉덩이로 몸을 지탱하여 빠르게 뱃살 빼기 □ 엉덩이와 복근으로 다리를 지탱하여 매끈한 다리 만들기 □ 몸의 옆쪽 근육 풀어주기

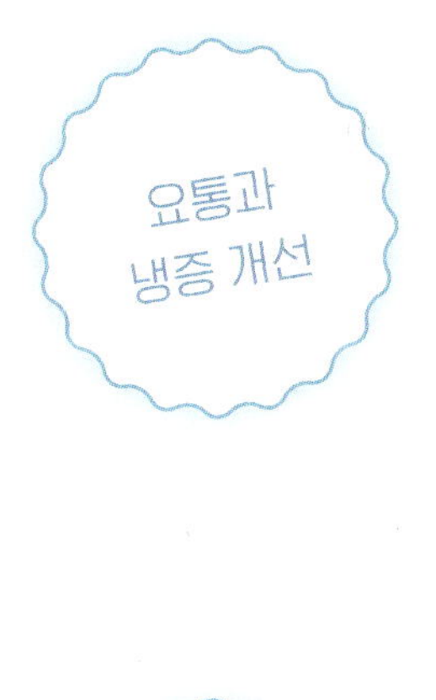

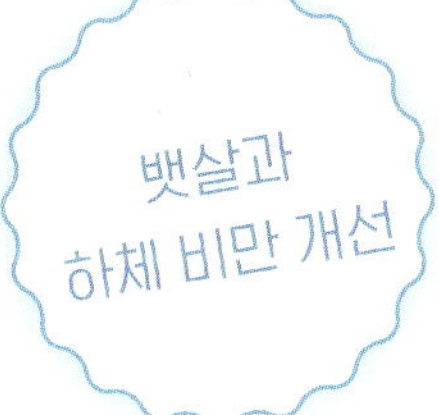

엉덩이 ________ cm

허벅지 ________ cm

종아리 ________ cm

엉덩이 리-셋 다이어트

펴낸날 초판 1쇄 2018년 7월 2일

지은이 나카무라 나오코
옮긴이 최정주

펴낸이 임호준
본부장 김소중
책임 편집 안진숙 | **편집 1팀** 윤혜민 장여진 박준영
디자인 왕윤경 김효숙 정윤경 | **마케팅** 정영주 길보민 김혜민
경영지원 나은혜 박석호 | **IT 운영팀** 표형원 이용직 김준홍 권지선

인쇄 (주)웰컴피앤피

펴낸곳 비타북스 | **발행처** (주)헬스조선 | **출판등록** 제2-4324호 2006년 1월 12일
주소 서울특별시 중구 세종대로 21길 30 | **전화** (02) 724-7698 | **팩스** (02) 722-9339
포스트 post.naver.com/vita_books | **블로그** blog.naver.com/vita_books | **페이스북** www.facebook.com/vitabooks

ISBN 979-11-5846-243-7 13510

• 이 도서의 국립중앙도서관 출판예정도서목록(CIP)은 서지정보유통지원시스템 홈페이지(http://seoji.nl.go.kr)와 국가자료공동목록시스템(http://www.nl.go.kr/kolisnet)에서 이용하실 수 있습니다. (CIP제어번호: CIP2018018135)

• 비타북스는 독자 여러분의 책에 대한 아이디어와 원고 투고를 기다리고 있습니다.
책 출간을 원하시는 분은 이메일 vbook@chosun.com으로 간단한 개요와 취지, 연락처 등을 보내주세요.

비타북스는 건강한 몸과 아름다운 삶을 생각하는 (주)헬스조선의 출판 브랜드입니다.